DE LA FRACTURE
DU COL DU FÉMUR,

ÉTUDIÉE SPÉCIALEMENT SOUS LE POINT DE VUE DE L'ANATOMIE PATHOLOGIQUE;

DISSERTATION SUIVIE DE

QUELQUES OBSERVATIONS DE PLAIES DE LA TÊTE, DE LA POITRINE, DU VENTRE, ETC.;

ET DE

PROPOSITIONS SUR DIVERS POINTS DE MÉDECINE;

PAR E. CHASSAIGNAC,

Docteur en Médecine; Prosecteur à la Faculté de Médecine de Paris; Vice-Président de la Société Anatomique.

Perpendendæ sunt observationes et numerandæ.

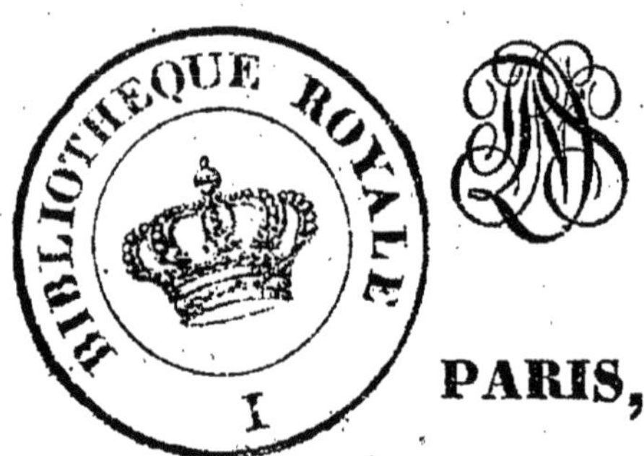

PARIS,

BÉCHET JEUNE,

LIBRAIRE DE LA FACULTÉ DE MÉDECINE DE PARIS,

Place de l'École de Médecine, n° 4.

1835.

A MON PÈRE.

A MON EXCELLENT AMI

M. CHARLES ROSSEL.

A MON MAITRE

M. CRUVEILHIER,

Professeur à la Faculté de Paris; Médecin de la Salpêtrière; Président perpétuel de la Société anatomique, etc.

E. CHASSAIGNAC.

Livré depuis quelque temps à des recherches sur la fracture du col du fémur, je saisis l'occasion qui se présente aujourd'hui de soumettre une partie de mon travail au jugement de l'illustre Faculté de Paris.

C'est sans doute un sujet d'un haut intérêt en chirurgie que la fracture du col du fémur; mais si on fait attention que cette maladie se rattache étroitement à l'histoire générale des fractures dans les articulations, et qu'à ce titre elle soulève des questions de principe d'une portée immense, on sentira quelle est toute l'importance de cette question et toute l'étendue des développemens qu'elle peut comporter.

Ceux qui savent combien cette question est devenue classique en Angleterre depuis les travaux de sir *A. Cooper*, comprendront facilement pourquoi c'est dans les écrits des chirurgiens anglais que j'ai cherché les principales données pour mon travail. Toutefois, j'avais à ma disposition une mine de faits trop féconde pour recourir exclusivement à des travaux étrangers : la Société anatomique de Paris et les précieux enseignemens que j'y ai recueillis auprès de son honorable président M. *Cruveilhier*, m'ont beaucoup servi dans ce travail. Les noms des auteurs auxquels j'ai emprunté des pensées ou des faits, s'y trouvent reproduits un assez grand nombre de fois pour que je croie pouvoir me dispenser d'indiquer plus spécialement les sources auxquelles j'ai puisé.

Si une thèse est une occasion solennelle d'exprimer sa reconnaissance à d'excellens maîtres, à des hommes qui tiennent à honneur d'encourager la jeunesse par leurs exemples et par leurs bienveillans conseils, pourrais-je oublier ici mes premiers et mes anciens maîtres, MM. *Fouré, Cochard, Lafond, Thibeaud, Laennec, Legouais* et *Marion de Procé*? C'est au même titre que j'adresse en ce moment un témoignage public de ma reconnaissance à MM. *Orfila, Richerand, Clo-*

quet, Velpeau et *Cruveilhier*, pour la bienveillance qu'ils m'ont toujours accordée.

J'aurai rempli mon but si, malgré les imperfections de ce travail, la Faculté ne le trouve pas indigne de la haute faveur qu'elle m'accorde en ce jour, en m'admettant comme lauréat de l'École pratique aux honneurs de la réception gratuite.

DE LA FRACTURE
DU COL DU FÉMUR,

ÉTUDIÉE SPÉCIALEMENT SOUS LE POINT DE VUE DE L'ANATOMIE PATHOLOGIQUE.

ANATOMIE PATHOLOGIQUE

DE LA FRACTURE

DU COL DU FÉMUR.

PREMIÈRE PARTIE.

Considérations anatomiques sur le col du fémur.

UNE des circonstances les plus remarquables de la conformation de l'os de la cuisse, c'est l'existence de ce prolongement auquel on a donné le nom de col du fémur. Les bornes que m'impose la nature de ce travail ne me permettent pas d'étudier ici cette partie importante sous le rapport de sa structure intime, de son volume, de la quantité de matière qui la forme; seulement je veux faire ressortir une circonstance qui ne me paraît pas avoir été assez étudiée jusqu'ici, je veux parler de la direction de ce prolongement osseux.

Cette direction est soumise à des variétés multipliées, tenant au sexe, à l'âge et aux individus. Or, je ne sache pas que sous ces divers rapports on se soit occupé de déterminer avec précision les limites dans lesquelles se maintient l'angle que forment par leur intersection l'axe du col et celui du corps de l'os. Dans un travail que je soumis à M. *Cruveilhier* en 1829, je m'étais occupé de cette question, et j'avais mesuré sur un grand nombre de fémurs de tout âge et de tout sexe les divers degrés d'obliquité que présente le col. Je m'étais servi pour cela d'un instrument très-simple, analogue à celui que les astronomes désignent sous le nom de quart de cercle. Il serait tout à fait en dehors de mon sujet de faire ici un exposé circonstancié des faits contenus dans ce mémoire; je me contenterai d'en faire connaître les résultats principaux.

Je ferai d'abord remarquer que le col du fémur présente une double obliquité, savoir, une obliquité de position, si je puis parler ainsi, et une obliquité de direction. Je m'explique : si, examinant un fémur détaché de ses connexions avec le bassin, vous placez le corps de l'os dans une direction tout à fait verticale, vous trouverez qu'à raison de son incidence oblique sur l'axe du corps du fémur, le col de l'os ne sera pas parallèle à l'horizon; c'est là ce que j'appellerai une obliquité absolue ou de direction. Mais si, au lieu de donner au corps du fémur une direction verticale, vous le placez dans l'attitude oblique où il se trouve à l'état normal, vous voyez que le col du fémur s'éloigne plus encore du parallélisme avec l'horizon; c'est cette seconde obliquité que j'appelle obliquité de position, ou obliquité relative.

Cette distinction entre l'obliquité absolue et l'obliquité relative du col du fémur ne doit pas être perdue de vue; elle se rattache au mécanisme de la production des fractures; elle nous explique comment, même chez les sujets chez lesquels l'axe du col du fémur est perpendiculaire à l'axe du corps de l'os, il reste encore oblique par rapport à l'horizon.

En partant de ces principes, et en appliquant les moyens de mesurer l'angle que fait le col avec le corps, je fus conduit à établir les propositions suivantes :

1° Le col du fémur, enté lui-même sur un os à direction oblique, est susceptible d'offrir deux espèces d'obliquités, l'une absolue, l'autre relative.

2° Il n'est point de sujet chez lequel on n'observe au moins une de ces deux obliquités, celle que je nomme relative.

3° Chez l'immense majorité des sujets on trouve les deux obliquités, celle de position et celle de direction.

4° Les limites entre lesquelles se maintient l'angle que forment par leur intersection l'axe du corps et celui du col, sont comprises entre 0° et 90°, ce qui veut dire que, tantôt le col du fémur est tout à fait perpendiculaire à l'axe du corps, et que tantôt il confond presque son axe avec celui du corps; mais je n'ai jamais rencontré de sujet chez lequel cette dernière disposition existât complètement, toujours il y a une inclinaison de quelques degrés. On voit néanmoins d'après ce qui précède que l'obliquité oscille dans la presque totalité d'un quart de cercle.

Il est bien entendu qu'il ne s'agit ici que de l'état normal; car j'ai vu, chez un sujet rachitique, le col tellement déformé, et présentant une dépression telle, que son axe interceptait avec celui du corps de l'os, non pas un angle obtus, ou même un angle droit, mais bien un angle aigu.

Ces variétés d'incidence du col sur le corps donnent lieu à plusieurs conséquences qui méritent d'être prises en considération :

1° Elles influent évidemment sur la stature, et c'est, je pense, une des causes pour lesquelles les femmes, qui ont généralement l'angle fémoral presque droit, sont d'une taille moins élevée.

2° Les différences de stature qui existent entre les divers individus d'un même sexe, et qui ne portent, comme on sait, que faiblement sur le tronc, trouvent en partie leur cause dans la différence d'ouverture de cet angle.

3° C'est, j'en suis convaincu, à des changemens de direction imprimés au col du fémur que sont dues en partie des décroissances rapides dans la stature, et il est à présumer qu'une extension pratiquée sur les fémurs pendant la période de ramollissement, déterminerait une croissance artificielle due au redressement du col des fémurs.

4° Je n'hésite pas à attribuer en partie la diminution de taille chez les vieillards aux modifications que subit si fréquemment dans sa structure, dans sa longueur et dans sa direction, le col du fémur à un âge avancé.

5° Très-probablement encore, certaines claudications dépendent de ce que chez le même individu, l'obliquité du col est inégale dans les deux fémurs.

6° C'est cette inégale obliquité chez les divers individus, qui détermine le degré d'efficacité des diverses causes qui fracturent le col du fémur; c'est elle aussi qui détermine l'ordre dans lequel les fibres doivent éclater, si toutefois il est permis d'assigner un ordre à cette rupture et de graduer un phénomène qui est instantané. Ne s'explique-t-on pas en effet très-rationnellement l'efficacité d'une chute verticale ou sur les pieds, pour produire la fracture chez un sujet qui a le col du fémur perpendiculaire au corps de l'os; l'efficacité d'une chute latérale ou sur le trochanter, chez celui dont le col forme un angle très-ouvert avec le corps? et ne voit-on pas que c'est surtout pour celui-ci que se vérifie l'assertion de *Sabatier*, qu'une chute sur le grand trochanter constitue une présomption en faveur de l'existence d'une fracture du col du fémur?

Quant à l'ordre dans lequel les fibres doivent céder, il est évident que dans les pressions verticales ce sont les fibres supérieures du col qui doivent éclater les premières ; que, dans les pressions latérales, ce sont au contraire les fibres inférieures ou internes.

A ce résultat déjà connu, j'ajouterai que la prédisposition aux fractures par causes qui agissent de haut en bas est rigoureusement inverse de la prédisposition aux fractures par causes qui agissent latéralement.

Il suit de là qu'une obliquité moyenne, qui est la disposition la plus commune, est en même temps la plus favorable, puisqu'elle s'éloigne également de toutes les prédispositions.

Mais alors on demandera pourquoi les fractures par choc latéral sont beaucoup plus fréquentes que les autres; pourquoi, par exemple, sur trente observations de fractures du col du fémur recueillies à la clinique de *Desault*, vingt-quatre avaient succédé à des chutes faites sur la hanche? A cela je réponds, que le col du fémur, même dans le cas où il serait perpendiculaire au corps de l'os, étant encore oblique par rapport à l'horizon, à cause de l'obliquité du corps du fémur, il reste encore dans des conditions défavorables sous le rapport des chutes latérales. Ainsi, on voit qu'une obliquité moyenne, alors même qu'elle cesse de favoriser l'effet des pressions verticales, favorise encore celui des pressions latérales. Du reste, ce n'est sans doute pas là la seule cause de la prédominance des fractures du col par percussion latérale.

Aux considérations que je viens d'exposer sur l'obliquité du col du fémur, j'en rattacherai quelques autres qui ont trait aux modifications que subit cette partie de l'os sous l'influence de l'âge.

Modifications que subit le col du fémur par le progrès de l'âge.

Au milieu des modifications profondes que subit tout l'individu sous l'empire de ce déclin régulier de l'organisme qu'on appelle vieillesse, une de celles qui attirent le plus l'attention du physiologiste et du chirurgien, c'est cette altération du tissu des os qui, diminuant à un haut degré leur force de résistance, les rend légers, friables, susceptibles de se laisser diviser par l'instrument tranchant et d'éclater au moindre choc.

Cette friabilité, cette sécabilité du tissu osseux chez le vieillard, abstraction faite de quelques circonstances dont je ne tiendrai pas compte pour le moment, se produit sous l'empire de deux causes principales, savoir : la résorption insterstitielle du tissu osseux, et en second lieu l'infiltration graisseuse de ce tissu. Ainsi, pour ce qui a trait au fémur : sous l'influence de la résorption interstitielle, on voit s'amincir l'écorce compacte du col, qui chez l'adulte offre une assez grande épaisseur, et qui chez le vieillard se convertit en une lame mince, très-fragile et même transparente ; on voit la structure lamellaire du col se convertir en un tissu spongieux, dont les aréoles deviennent de plus en plus vastes : en sorte que chez certains individus, chez lesquels cette disposition est à son maximum, on trouve au centre du col un véritable canal médullaire analogue à celui des os longs, ainsi que l'a signalé M. le professeur *Cruveilhier*.

Cette résorption progressive qui mine ainsi le col du fémur est bien certainement la cause fondamentale de sa friabilité; mais on ne peut s'empêcher d'attribuer aussi quelque influence défavorable à la présence de cette graisse qui s'accumule dans le tissu osseux et qui en infiltre toute la substance. Aussi l'observation apprend-elle que c'est chez des sujets pourvus d'un grand embonpoint que se produisent le plus facilement, toutes choses égales d'ailleurs, les fractures du col du fémur.

Quoi qu'il en soit, c'est sous l'influence de cette double cause que le col du fémur acquiert une friabilité qui le dispose éminemment aux fractures, et qui, en outre, y détermine des altérations qu'il importe de bien connaître pour juger sainement la question de la consolidation des fractures.

Un des premiers effets de cette double cause, c'est la dépression du col, qui, soutenant avec peine le poids du corps, se laisse déprimer en bas, et forme avec le fémur un angle moins ouvert que chez l'adulte.

Un autre effet de ces changemens dans la texture du col, c'est sa diminution de longueur, qui dans certains cas est portée à un degré tel, que le col disparaît entièrement et que la tête du fémur vient s'appliquer immédiatement contre les trochanters ou dans leur intervalle, ce qui rapproche beaucoup la forme du fémur de celle de l'humérus à la partie supérieure.

Lorsque l'altération de longueur est poussée aussi loin que je viens de le dire, on voit les trochanters acquérir un volume assez considérable ; et cet accollement immédiat de la tête avec le corps de l'os compromet à un haut degré la mobilité de l'articulation coxo-fémorale, les trochanters venant heurter contre le rebord de la cavité cotyloïde, et y rencontrant un obstacle à tout mouvement un peu étendu.

Mais ce sont surtout les altérations de texture qui méritent de fixer l'attention. Non-seulement, comme je l'ai dit, il se fait dans le tissu du col une infiltration graisseuse, mais dans certains cas il s'y dépose de la matière cartilagineuse ou fibro-cartilagineuse ; et dans quelques circonstances le parenchyme de l'os se dépouille, tantôt dans toute son épaisseur, tantôt dans une partie seulement, de phosphate calcaire : de telle sorte que si on examine l'os après qu'il a été soumis à la dessiccation, on serait porté à penser qu'il a existé dans ces points une solution de continuité.

Une circonstance qui semble donner un surcroît d'énergie aux causes de friabilité dont il a été question plus haut, c'est l'inaction, l'immobilité des membres ; et ceux qui ont séjourné dans les hôpitaux des vieillards savent que c'est principalement chez les vieilles femmes restées au lit pendant un long espace de temps, qu'on peut fracturer le col sur le cadavre avec une facilité surprenante. Du reste, la résorption du col du fémur n'est pas seulement un effet de la sénilité ; elle peut s'effectuer d'une manière tout à fait aiguë, ainsi que j'en ai vu un exemple sur des pièces présentées par M. *Roberty* à la Société anatomique, et provenant d'une femme de trente et quelques années, qui avait un ramollissement général des os. (Soc. anat., bulletin 2, nouvelle série.)

L'effet des causes de ramollissement semble s'exercer d'une manière toute spéciale sur la partie supérieure du fémur; et, bien que les autres parties du système osseux y soient toutes soumises, c'est en ce lieu que ces causes semblent exercer leur principale influence. J'examinerai plus tard s'il y a lieu d'expliquer cette sorte de préférence.

Ces altérations dans la texture et dans la consistance du col, ayant toutes pour résultat d'en affaiblir la résistance, lui font acquérir un degré de fragilité tel, qu'il peut éclater sous l'influence des moindres efforts; c'est ainsi que l'on peut s'expliquer 1° comment Sir *A. Cooper* a vu un cas dans lequel la solution de continuité s'est opérée dans un mouvement brusque de rotation du tronc, mouvement que ne put suivre le fémur, le pied ayant été retenu fixé par une élévation du plancher; 2° comment un autre malade, dont l'observation sera rapportée plus loin, se fractura le fémur par le seul effet de la secousse que causa une chute imminente (*voy.* obs. XIII); 3° comment enfin se produit un accident, rare en France, mais assez commun à Londres, où les trottoirs sont très-élevés, je veux parler de ces chutes dans lesquelles on voit la fracture du fémur produite par le contre-coup donné au col de cet os, lorsque le pied, glissant sur le bord du trottoir, une secousse violente est imprimée à tout le corps; 4° comment encore, dans les pays où les sujets ne sont livrés aux dissections qu'après leur inhumation, on trouve que le col du fémur s'est brisé dans les mouvemens pour retirer le cadavre de la terre; 5° comment chez certains sujets, lorsqu'on fait un effort pour retirer la tête du fémur de la cavité cotyloïde, quand on n'a pas divisé totalement le ligament capsulaire, la tête et le col se réduisent en petits fragmens entre les doigts, et semblent se convertir en une poudre osseuse, en sorte que, dans certains cas, quelque précaution qu'on y mette, on ne peut enlever l'os sans en fracturer la partie supérieure.

Il faut le dire, dans certaines circonstances il semble qu'une cause intelligente et réparatrice, prévoyant en quelque sorte cette destruction du col, prépare pour lui des élémens de résistance. Ainsi on voit qu'à mesure que l'écorce compacte du col s'amincissait, il se déposait de la matière osseuse à la partie supérieure du col, de manière à former une espèce de collier au pourtour de la cavité cotyloïde; et souvent ce procédé de restauration s'effectuant simultanément à la partie inférieure du col, les deux viroles marchent à la rencontre l'une de l'autre, et tendent à placer les débris du col dans une espèce d'étui qui en maintient la solidité. Cette disposition curieuse ne se rencontre que chez les sujets très-avancés en âge. Sir *A. Cooper* parle d'une pièce de ce genre qui lui avait été donnée . *Still*, et qui avait été recueillie chez un homme de qua -vingt-treize ans. Cette invagination complète, circulaire, est sans contredit un des plus curieux procédés de réparation du col détruit.

Sans être à beaucoup près aussi satisfaisant, il est un autre mode d'invagination incomplète qui contribue puissamment à maintenir la solidité du col : je veux parler de la formation d'un arc-boutant osseux, qui, ayant son point de départ au petit trochanter, peut remonter assez haut pour atteindre l'hémisphère inférieur de la cavité cotyloïde, et là se souder avec l'os coxal, ou former avec lui une fausse articulation.

Mais si la résorption du col, si le ramollissement de son tissu marchent plus vite que le travail réparateur et la formation de la gaîne ou de l'arc-boutant, alors l'os peut se fracturer par les causes les plus légères, et c'est ici le lieu de signaler une méprise qu'on peut commettre.

En supposant que dans un cas de fracture opérée au milieu des circonstances dont je viens de parler ; c'est-à-dire durant la période d'invagination, on vînt à examiner l'état des parties fracturées, on serait conduit à penser que la consolidation de la fracture était en pleine activité, et on attribuerait à une production de cal ce qui préexistait à la fracture. Il y a en effet une telle analogie d'aspect entre certaines fractures réellement consolidées et le cas que je viens de mentionner, qu'il est difficile d'éviter la méprise.

Il existe entre la fragilité du col du fémur et la vieillesse une relation tellement intime, que la fracture du col du fémur à l'intérieur du ligament capsulaire n'arrive guère qu'à une époque avancée de la vie, tandis que les autres fractures de la partie supérieure du fémur arrivent à tout âge; en sorte que, d'après une évaluation faite par Sir *A. Cooper*, et à laquelle on ne saurait reprocher la moindre exagération, on voit que sur 235 cas de fracture du col du fémur, il n'existe que deux cas dans lesquels cette fracture soit survenue au-dessous de cinquante ans.

Pourquoi donc, maintenant, le col du fémur a-t-il le funeste privilége de répondre d'une manière si spéciale à l'influence des causes de ramollissement et de friabilité qui agissent sur tout le système osseux? Dire que la nutrition y est insuffisante, appauvrie, c'est là une explication bien vague; il faudrait donc rattacher à quelque cause plus palpable un résultat aussi singulier. Je pensais d'abord qu'une partie du système osseux qui fatigue beaucoup dans la station, à raison de ses usages et de sa direction, doit être la première à trahir la faiblesse de ce système, et à s'altérer sous l'effet mécanique de la pression; mais ce n'est pas chez les sujets qui abusent du col du fémur sous ce point de vue, c'est au contraire chez ceux qui gardent un repos prolongé, qu'on voit survenir les troubles les plus profonds.

La fracture du col du fémur est beaucoup plus fréquente chez les femmes. Cette circonstance tient à plusieurs causes : d'abord, chez elles, la direction moins oblique du col du fémur semble les prédisposer à la fracture du col; et en outre la faiblesse de leur constitution et de leur charpente osseuse en général, la facilité avec laquelle leurs tissus s'infiltrent de matière adipeuse, ainsi qu'on le voit par le passage à l'état gras des muscles chez les vieilles femmes qui sont restées long-temps alitées, sont des circonstances qui rendent parfaitement compte de la fréquence plus grande des fractures du col du fémur chez les femmes.

La conversion celluleuse du tissu du col du fémur s'observe aussi à un haut degré dans le grand trochanter; cette circonstance, qui rend le tissu de cette éminence éminemment pénétrable et fragile, doit être notée, parce qu'elle nous explique un fait assez curieux, et sur la possibilité duquel on a élevé quelques doutes : je veux parler de l'espèce d'implantation par laquelle le col du fémur, quand il est fracturé, peut s'enfoncer à la manière d'un coin dans le tissu celluleux du grand trochanter. Les chirurgiens anglais, qui connaissent parfaitement cette disposition réticulée du grand trochanter, la désignent sous le nom de *cancellated structure*, comme qui dirait *tissu chambré*, et ils appellent les cellules, *cancelli*.

DEUXIÈME PARTIE.

Anatomie pathologique de la fracture du col du fémur.

Cette deuxième partie comprendra trois sections : 1° dans la première, j'examinerai l'anatomie pathologique de la fracture en elle-même ; 2° dans la seconde, l'anatomie pathologique de la consolidation des fractures du col ; 3° dans la dernière, les relations à établir entre l'anatomie pathologique de ces fractures et certaines particularités de leur symptomatologie.

Ire SECTION.

Avant d'étudier les désordres anatomiques qui accompagnent cette fracture, il convient de déterminer au juste ce qu'on doit entendre, ou du moins ce que nous entendrons par fracture du col du fémur. En effet, sous cette dénomination commune, on a souvent réuni plusieurs espèces de fractures différentes dans leur siége, qui diffèrent surtout dans leur marche, et qui doivent aussi différer dans leur traitement. Je n'admettrai comme fractures du col du fémur que celles qui s'opèrent soit à l'intérieur même de la capsule fibreuse, et je les désignerai sous le nom de *fractures intra-capsulaires*, soit à la jonction du col avec les trochanters : j'appellerai celles-là *extra-capsulaires*. Si maintenant, dans ce dernier cas, le trochanter lui-même se brise en plusieurs fragmens, je regarderai cela comme une circonstance secondaire ou accessoire de la fracture extra-capsulaire. Mais quant aux fractures du trochanter qui ne sont pas accompagnées de division séparant le col et le corps de l'os, elles doivent être mises de côté et former une classe à part.

Ceci étant convenu, nous avons donc à étudier deux espèces de fractures, les fractures intra-capsulaires et les fractures extra-capsulaires. C'est en effet à cette distinction qu'on est incessamment ramené dans l'étude des fractures du col, sous peine de répandre une extrême confusion sur ce sujet, qui a été déjà l'objet de tant de controverses.

Toute fracture située en dessus du cul-de-sac inférieur de la synoviale est intra-capsulaire; toute fracture située au dehors de ce cul-de-sac est extra-capsulaire. Seulement il importe de faire remarquer que le repli synovial descend beaucoup plus bas en avant qu'en arrière, en sorte que la même solution de continuité qui est intra-capsulaire en avant peut être extra-capsulaire à la partie postérieure.

Il faut ajouter aux fractures intra-capsulaires et aux fractures extra-capsulaires pures, les fractures mixtes, qui sont à la fois au dedans de la capsule dans une partie de leur trajet, et au dehors dans une autre partie de ce même trajet. J'examinerai successivement ces diverses espèces de fractures.

FRACTURE TOTALEMENT INTRA-CAPSULAIRE.

1° *Altérations anatomiques des fractures intra-capsulaires récentes.*

Quelquefois cette fracture siége très-haut, et même est située dans la cavité cotyloïde; dans ce cas, c'est plutôt une fracture de la tête du fémur qu'une fracture du col. Je ne la mentionne donc ici qu'à raison de ses connexions étroites avec les fractures du col. M. *Brulatour* de Bordeaux en a cité un exemple (*voy.* obs. IXe). D'autres fois, la solution de continuité forme une ligne contenue en avant comme en arrière dans la synoviale, c'est-à-dire au-dessus du cul-de-sac ou de la rigole circulaire que cette membrane forme inférieurement. Cette espèce de fracture peut être considérée comme le type des fractures intra-capsulaires.

Enfin, dans le cas de fragilité extrême, le col, réduit en esquilles, offre une fracture comminutive qui présente une multitude de fragmens.

Dans certains cas, le col s'implante en quelque sorte dans le tissu du grand trochanter, et y reste fixé. C'est ainsi que, chez un homme qui mourut quinze jours après l'accident, et dont le cadavre fut examiné par *A. Cooper* et par *A. Key*, le col était fiché dans le tissu spongieux du grand trochanter. M. *Hervey de Chégouin* a dit, en 1826 (Acad. de Médecine, séance du 16 novembre), avoir observé la même chose. On a, je le sais, élevé quelques doutes, sinon sur la possibilité, du moins sur l'existence de cette disposition, et on l'a attribuée à une usure progressive qui aurait eu lieu dans des cas de fracture ancienne; mais plusieurs des faits dont il s'agit ayant été constatés dans des fractures tout à fait récentes, on doit considérer cette objection comme non avenue.

Puisque, d'après le fait qui vient d'être cité, c'est au quatorzième jour de l'accident qu'*A. Cooper* et *A. Key* ont constaté l'implantation du col dans le trochanter, on ne saurait considérer une pareille disposition comme le résultat de la destruction lente du tissu du trochanter; mais l'observation suivante, due à M. *Wray*, résout péremptoirement cette question.

Ire OBS. *Soixante-quatre ans. Fracture du col du*

fémur ; invagination du col dans l'épaisseur du trochanter. — Un homme, âgé de soixante-quatre ans, se tenait debout à côté de son lit, quand il tomba soudainement par terre. On le crut frappé d'apoplexie, et, quand on essaya de le relever, il lui fut impossible de rester debout : le membre droit était raccourci et porté dans la rotation en dehors ; les mouvemens étaient extrêmement douloureux, mais on ne put percevoir de crépitation. Une fièvre intense s'étant développée, le malade succomba le quatrième jour de l'accident. A l'autopsie, on trouva une extravasation sanguine considérable à l'extérieur des muscles et dans leurs intervalles ; la suppuration avait commencé auprès du grand trochanter ; le col du fémur était fracturé, ainsi que cette apophyse, dans le tissu spongieux de laquelle il s'était enfoncé.

Je ferai remarquer que, dans le cas qui vient d'être rapporté, le pied était dans la rotation en dehors. Comme c'est peut-être la seule observation de ce genre, dans laquelle on ait exactement noté la direction du pied coïncidemment avec l'implantation dans le trochanter, elle pourra servir à apprécier une opinion que je discuterai plus tard, savoir : que c'est dans des cas d'invagination de cette espèce que le pied offre la rotation en dedans, symptôme exceptionnel qui a été signalé par plusieurs chirurgiens.

Cette variété curieuse de fracture, qui s'accompagne de l'invagination du col dans le grand trochanter, peut se présenter sous une autre forme qui mérite d'être signalée. Voici en quoi elle consiste : le grand trochanter éclate dans le sens vertical, et le col s'engage entre les deux fragmens comme dans une espèce de fourche; l'observation suivante, due à M. *Travers*, est un exemple de cette disposition, d'autant plus curieux que les fragmens, entre lesquels le col du fémur s'était placé comme un coin, s'étaient consolidés à distance, et que le col de l'os présentait une double invagination ; l'une, par implantation mécanique du col entre les fragmens ; l'autre, par production de matière osseuse, qui commençait à engaîner le col.

IIe OBS. *Fracture du col du fémur et des trochanters ; interposition du col de l'os aux fragmens trochantériens soudés à distance.* — Richard Morton, âgé de soixante ans, tombe sur le rebord d'un trottoir et se heurte avec violence la partie externe et supérieure de la cuisse gauche. Les symptômes sont les suivans : membre raccourci ; pied tourné en dehors. Trois mois plus tard, renvoyé dans un service de médecine, après avoir présenté les apparences d'une consolidation du fémur avec raccourcissement, il est pris de spasmes dans la poitrine, et expire subitement.

Autopsie. La fracture siégeait au trochanter, s'étendait un peu au corps de l'os inférieurement, et semblait réunie avec une très-légère déformation ; mais, à la macération, la tête et le col (fragment cotyloïdien) se détachèrent du fémur, et on trouva en cet endroit une fracture qui isolait la tête et le col, dans l'intérieur d'une gaîne osseuse. La partie supérieure du fémur était obliquement fendue, de manière à recevoir le col dans le tissu spongieux; cette fracture séparait la partie postérieure du grand trochanter du corps de l'os, et avec elle le petit trochanter; les fragmens du trochanter s'étaient consolidés à une petite distance l'un de l'autre, de sorte qu'il s'était formé entre eux une excavation dans laquelle le col du fémur était reçu, et où il n'avait pas encore contracté d'union osseuse; il n'y tenait que par la virole osseuse qui s'était formée autour de lui, car, après la macération, il pouvait être mu facilement dans la cavité où il avait été reçu, et d'où l'on ne pouvait le faire sortir.

En procédant de l'examen des fragmens osseux à celui des parties environnantes, on voit d'abord que le repli fibreux qui constitue le périoste du col peut être plus ou moins altéré dans sa continuité et dans ses connexions. Toutefois, dans certains cas il ne se décolle ni ne se déchire; et cette circonstance, qui malheureusement est très-rare, devient, quand elle existe, une des conditions les plus favorables pour la consolidation de la fracture, ainsi que j'en rapporterai plus tard un exemple (*voy.* obs. XIe). Dans le plus grand nombre des cas, cette gaîne fibreuse se déchire, et avec elle sont rompus les vaisseaux qui, de la base du col, se portent vers la tête de l'os. Dans certains cas, le périoste, au lieu de se déchirer, se décolle et forme comme une espèce de pont qui passe d'un des fragmens à l'autre sans interruption. Après l'absence de rupture, c'est la condition la plus favorable aux chances de consolidation directe, dans les fractures intra-capsulaires.

L'intérieur de l'articulation est rempli d'une quantité considérable de synovie, beaucoup moins visqueuse qu'à l'état normal, et qui est colorée par du sang. Ce liquide n'existe que dans les premiers temps de la maladie; au bout d'un certain temps il disparaît, mais l'époque de cette résorption n'est pas déterminée; il n'est même pas probable qu'elle le soit jamais d'une manière précise, car on pense bien que ce phénomène est subordonné ici à une multitude de causes qui varient dans chaque cas particulier.

Au milieu du liquide séreux, synovial et sanguinolent, on trouve une matière d'aspect albumineux, et dont la production est due, d'un côté, au départ qui s'effectue dans le sang qui s'écoule au moment de la rupture du col, et d'une autre part, à la lymphe plastique sécrétée sous l'influence de l'inflammation adhésive. Ces produits prennent aux diverses époques de la maladie des aspects différens : simples tractus albumineux et fibrineux dans le début, ils prennent plus tard la consistance de flocons, de grumeaux, puis de brides qui font adhérer la surface interne du ligament capsulaire au col de l'os. Ainsi la cavité articulaire est remplie par de la sérosité sanguinolente et par l'effusion plastique que détermine le travail qui s'opère dans l'articulation.

Si le périoste du col est déchiré dans le plus grand nombre des cas, la capsule fibreuse de l'articulation reste presque toujours intacte, du moins à la partie antérieure; néanmoins, dans quelques cas, elle se déchire par l'effet de la violence qui détermine la fracture. (*Voy.* obs. IIIe et IVe.)

Enfin, à l'extérieur du ligament capsulaire, le tissu cellulaire qui sépare les muscles, et les muscles eux-mêmes, sont souvent infiltrés de sang; quelquefois il se forme au-dessous de la peau une ecchymose ou de vastes dépôts sanguins.

2° *Altérations anatomiques des fractures intra-capsulaires anciennes.*

1° *État des fragmens.* On rencontre souvent des esquilles ou fragmens osseux qui peuvent être à deux états très-différens : tantôt flottans et libres dans l'intérieur de l'articulation, tantôt tenant à la capsule ou au périoste du col par des lambeaux membraneux. Ces esquilles, assez fréquemment revêtues d'une couche concrète de matière cartilagineuse ou fibro-cartilagineuse, doivent probablement à cette enveloppe la propriété de rester inoffensives dans l'articulation; car elles ne provoquent pas d'inflammation éliminatoire, et se comportent absolument à la manière des corps étrangers articulaires dans le genou, le coude et l'articulation temporo-maxillaire. Quelquefois ces corps sont interposés aux deux surfaces de fracture, et dans ce cas ils s'opposent au rapprochement des fragmens, et deviennent un obstacle à la consolidation. (*Voy.* obs. XXIIe.)

2° *État du fragment cotyloïdien.* Ce qui domine dans les altérations que présente le fragment cotyloïdien, c'est l'appauvrissement de sa nutrition et la destruction progressive de ce fragment. Une preuve de cette atrophie du fragment cotyloïdien, c'est que, si on le soumet à la macération, il en sort beaucoup plus léger et plus spongieux qu'à l'état normal. En un mot, sans les faibles moyens de nutrition qu'il doit aux vaisseaux que lui transmet le ligament rond, le fragment cotyloïdien serait tout à fait réduit aux conditions d'une esquille ou d'un véritable séquestre. Il est si vrai que c'est au ligament rond, dans son voisinage et à la superficie de la tête, que se trouve réfugié tout mouvement nutritif et de production nouvelle, que c'est dans cet endroit que la tête se revêt de matière éburnée semée par places, et que dans certains cas on voit quelques couches calcaires se déposer autour de l'insertion du ligament rond.

3° *État du fragment fémoral.* Quant à la portion de col qui reste fixée au grand trochanter, elle offre ceci de remarquable, qu'elle est soumise à un travail de résorption qui la détruit en grande partie. Sa surface est jaune et extrêmement polie, si les fragmens ont frotté l'un contre l'autre. Dans quelques cas, il se fait une sécrétion calcaire peu abondante, répandue autour de cette petite portion restante du col, autour du trochanter et sur le corps du fémur, au-dessous de cette éminence.

Le col du fémur se détruit donc à la fois, et du

côté du fragment cotyloïdien, et du côté du fragment fémoral ; mais je crois que le mécanisme de sa disparition n'est pas le même de part et d'autre; que du côté du fragment cotyloïdien il se détruit en grande partie, mécaniquement ou chimiquement; en un mot, qu'il s'use et qu'il disparaît à la manière d'une esquille; tandis que du côté du fragment fémoral, au contraire, il se détruit organiquement, si je puis ainsi dire, et par une résorption très-active.

4° *État du périoste du col.* Il s'épaissit, ou plutôt il se revêt intérieurement et extérieurement de couches de nouvelle formation, et forme dans certains cas une bande fibreuse, qui passe d'un fragment à l'autre, constituant ainsi un moyen d'union mobile assez résistant entre le fragment cotyloïdien et le fragment fémoral.

5° *État de la capsule fibreuse.* Elle s'épaissit considérablement, s'applique étroitement contre les parties fracturées, et forme une sorte d'appareil contentif. (*Voy.* obs. XX.) Son épaississement dépend de couches de nouvelle formation, qui se déposent à la surface interne de la synoviale, non-seulement dans la partie qui tapisse l'intérieur de la capsule fibreuse, mais encore dans la portion de synoviale qui revêt le périoste du col jusqu'au niveau de la fracture.

Lorsque l'extensibilité de la capsule a été mise en jeu par une cause tendant à en produire l'allongement, cette capsule se distend, permet le chevauchement du fémur sur l'os des iles, et par suite le raccourcissement du membre, qui peut atteindre jusqu'à quatre pouces, quand la fracture est ancienne, et quand le malade s'est long-temps et fortement appuyé sur le membre fracturé.

Au nombre des parties qui, situées dans le voisinage de l'articulation, peuvent être lésées par le fait même de la fracture du col du fémur, peut-être doit-on ranger le nerf sciatique. En effet, dans l'observation que je vais rapporter, ce nerf semble, au premier abord, avoir été soumis à cette espèce d'influence. Cependant, comme il n'est pas prouvé qu'il n'ait point été lésé par la cause fracturante elle-même, on ne doit pas se hâter de conclure. On conçoit les symptômes variés et importans qui découleraient de la lésion de ce cordon nerveux, et qui s'ajouteraient à ceux de la fracture, de manière à embarrasser le chirurgien.

IIIe obs. Une femme très-âgée, apportée à l'hôpital Saint-Thomas pour les dissections, présenta le membre pelvien droit tourné en dehors, et plus court que l'autre d'un pouce et demi. Le col du fémur avait été fracturé près de la tête de l'os, et tout à fait à l'intérieur de la capsule. La tête était restée dans la cavité cotyloïde, et n'avait subi aucune modification. Le col avait été tellement réduit par l'absorption, que la portion restante était moins volumineuse que le petit trochanter. Il n'y avait pas la plus légère apparence de consolidation, ni même de sécrétion calcaire, quoique cette lésion dût avoir précédé la mort de deux à trois mois, si l'on en juge par les altérations que l'inflammation avait produites. Le ligament capsulaire était déchiré à l'endroit où il est recouvert par le muscle iliaque interne. On trouva un petit fragment osseux dans l'intérieur de la capsule. Un second fragment avait été séparé à l'insertion du muscle obturateur externe, et un troisième à la partie supérieure de celle du carré de la cuisse. *Le nerf sciatique semblait avoir été écrasé.*

Fractures extra-capsulaires.

Leurs formes présentent des variétés, dont plusieurs sont très-importantes à connaître, à raison des modifications qu'elles peuvent apporter dans les symptômes. Ainsi, dans un cas rapporté par *Edward Stanley* (Lond. med. chir. Trans., t. XIII, 2e partie), la fracture s'étendait obliquement à travers le grand trochanter et la base du col, jusque dans la diaphyse du fémur. Cette variété de fracture, qui se rapproche des fractures verticales, et qui sort un peu de la catégorie des fractures du col, a ceci de fort remarquable, qu'elle peut simuler une luxation vers l'échancrure sciatique. (*Voy. loc. cit.*)

Une autre espèce de fracture extra-capsulaire est celle dans laquelle la solution de continuité s'étend à travers le grand trochanter et la base du col. Le siége de la fracture est du reste sujet à varier : elle est quelquefois multiple; le grand trochanter est souvent brisé en plusieurs portions; et enfin cette fracture présente dans certains cas l'invagination du col dans la substance du trochanter. Je mentionnerai, parmi ces fractures multiples, un cas très-curieux que j'ai vu à la Société anatomique. Le grand trochanter offrait une fracture oblique incomplète, béante à la partie supérieure, et s'effaçant peu à peu vers la partie inférieure, où l'on voyait enfin cesser toute trace de solution de continuité. (Société anat., bulletin n° 3, nouvelle série, M. *Fleury*.)

Quoi qu'il en soit de ces variétés nombreuses, il est une circonstance anatomique qu'on ne doit pas passer sous silence, parce qu'elle peut rendre compte d'une particularité assez curieuse dans la symptomatologie de ces fractures. Voici en quoi elle consiste : quelquefois, malgré la fracture du col avec séparation du trochanter, ce dernier, conservant des connexions assez résistantes avec le corps de l'os, au moyen du périoste qui n'a pas été déchiré, se meut simultanément avec le fémur, quand on exerce une traction sur la partie inférieure du membre.

Fractures existant simultanément à l'intérieur du ligament capsulaire et à l'extérieur de ce ligament.

L'histoire de ces fractures, dont on a vu plusieurs exemples, et que *Boyer* dit avoir observées (*voy.* obs. XVIII), se trouvant pour ainsi dire tout entière dans l'histoire isolée des fractures intra-capsulaires et des fractures extra-capsulaires pures, je ne m'y arrêterai point.

Fractures à la fois intra et extra-capsulaires.

Il n'en est pas ainsi des fractures dont le trajet s'étend à la fois dans la capsule et hors de la capsule : celles-là méritent d'autant plus d'attention, qu'elles peuvent revêtir des formes qui ne se rencontrent jamais dans les autres espèces. Telle est, par exemple, la variété de fracture qui marche parallèlement à la direction du col, et qui dans certains cas se propage jusqu'à la tête de l'os dans l'intérieur de la cavité cotyloïde. C'est principalement dans ces deux fractures mixtes qu'on voit survenir la déchirure du ligament capsulaire, ainsi qu'on le verra dans le cas suivant, dont la pièce anatomique faisait partie de la collection de *Langstaff*, sous le n° 3105.

IVe obs. L'accident avait eu lieu chez une femme âgée de quatre-vingt-cinq ans, qui mourut quatorze jours après l'accident. Le fémur était fracturé comminutivement. La fracture s'étendait à travers la partie supérieure du corps de l'os, entre les trochanters, et obliquement à travers le col. L'enveloppe périostique du col était complètement déchirée, et il y avait une ouverture au ligament capsulaire, dans l'intérieur duquel du sang était épanché, ainsi que dans le tissu cellulaire des muscles de la cuisse.

IIe SECTION.

DE LA CONSOLIDATION DES FRACTURES DU COL.

Chapitre premier. — *De la consolidation des fractures intra-capsulaires.*

Après avoir exposé l'histoire anatomico-pathologique de la fracture en elle-même, j'arrive à l'importante question de sa consolidation. Cette question est en effet depuis long-temps un sujet de tant de controverses, qu'on ne saurait trop s'attacher à la poser dans ses véritables termes. Un chirurgien éminent a avancé à ce sujet des propositions qui avaient pour base l'observation la plus exacte et l'interprétation la plus saine des faits pathologiques. Mais il a été mal compris, et de là se sont élevées des discussions nombreuses. Qu'ai-je donc à faire? Premièrement, il faut rétablir dans leur exactitude les assertions ou les opinions qui ont servi de pivot à toutes ces discussions; secondement, exposer les faits qui résolvent la question d'une manière définitive.

1° *A. Cooper* n'a jamais dit qu'une réunion osseuse fût impossible; loin de là, il a indiqué pour quelles raisons et dans quels cas cette consolidation avait lieu quelquefois. Pour mettre terme à toute dénégation sur ce sujet, je citerai les propres expressions du chirurgien anglais. « To deny the possibility of their union, and to maintain that no exception to this general rule may take place, should be presumptuous. » Il serait téméraire de nier la possibilité de la consolidation, etc. 2° Il n'a pas dit, comme le croient beaucoup de chirurgiens français, que ce soit la circonstance d'être à l'intérieur de l'articulation qui influe sur la consolidation ou la non-consolidation, mais bien la déchirure ou l'intégrité du périoste du col. 3° Seulement, se fondant toujours sur l'observation et sur des résultats que j'exposerai en forme de table à la fin de ce travail, *A. Cooper* a établi en principe général que ces fractures, ainsi que celles de la rotule et de l'olécrâne, se réunissent par du tissu fibreux.

Cette question préjudicielle au sujet des opinions d'*A. Cooper* étant écartée, établissons maintenant d'une manière incontestable et par des faits directs la possibilité et l'existence de cette consolidation.

A. Consolidation par substance osseuse.

1° *Par adhésion directe des surfaces fracturées.*

Je trouve dans le *Lond. med. chir. Transactions*, t. XVIII, part. 1re, une observation de consolidation complète d'une fracture entièrement renfermée dans la capsule.

Ve obs. Dans cette observation, qui a été recueillie par *E. Stanley*, la fracture avait eu lieu chez un jeune homme de dix-huit ans. A l'autopsie, on trouva une ligne osseuse indiquant la trace de la fracture, ayant une direction oblique et se trouvant entièrement renfermée à l'intérieur de la capsule. Le col du fémur était raccourci et la tête de l'os se trouvait par là rapprochée du grand trochanter. Les fragmens étaient dans un contact parfait, et leurs surfaces étaient réunies dans presque toute leur étendue par une substance osseuse; il s'était fait entre le périoste et le col un dépôt calcaire irrégulier sur le trajet de la fracture.

VIe OBS. Le 19 mars 1827, M. *Amesbury* présenta à la *Medical Society* de Londres un cas de fracture intracapsulaire du col du fémur qui s'était consolidée par union osseuse. (*Langstaff*, Med. chir. Trans., t. XIII, p. 487.)

VIIe OBS. *Van-Houte* rapporte un cas de fracture intra-capsulaire parfaitement consolidée. (Amsterdam, 1824.)

VIIIe OBS. Sur une pièce placée au n° 2859 de la collection de *Langstaff*, existait une fracture intracapsulaire du col. La plus grande partie du col était résorbée, les deux fragmens étaient réunis en grande partie par une substance osseuse, et, dans une moins grande étendue, par de la substance cartilagineuse. En sciant les os, on acquit la certitude qu'il y avait fracture du col à l'intérieur de la capsule, et qu'une consolidation s'était établie par une matière en partie osseuse, en partie cartilagineuse. Dans le but de constater s'il y avait réellement union osseuse, on soumit l'os pendant plusieurs heures à l'action de l'eau bouillante, qui le décolora; mais l'ébullition, ayant détruit toute la matière animale, démontra de la manière la plus satisfaisante la solidité et la continuité de la réunion osseuse. Elle mit de même à découvert les espaces qui étaient remplis par de la matière cartilagineuse. La femme sur laquelle cette pièce fut recueillie était âgée d'environ cinquante ans; le membre, examiné après la mort, était plus court que l'autre de deux pouces et demi au moins. La malade avait gardé le lit pendant près d'une année; après quoi elle vécut dix ans, marchant avec des béquilles.

Le cas suivant, extrait des *Med. chir. Trans.* de Londres, t. XIII, 2e partie, page 513, est dû au docteur *Brulatour* de Bordeaux.

IXe OBS. A la suite d'une chute, le Dr *James*, âgé de 47 ans, présenta tous les symptômes d'une fracture du col du fémur; il garda le lit pendant deux mois, durant lesquels l'extension ne fut pas interrompue; au bout de cinq mois les fonctions du membre étaient complètement rétablies. Le docteur *James* ayant succombé quelque temps après, on trouva à l'autopsie l'état suivant: la capsule était un peu épaissie; le col du fémur était raccourci de telle sorte que, du milieu de la tête de l'os au sommet du grand trochanter, il n'y avait que quatre lignes, et, du même point au sommet du petit trochanter, six lignes seulement.

Le col était entouré par une ligne osseuse irrégulière. Au milieu de la tête, ainsi qu'à la partie externe et postérieure, il s'était fait un dépôt considérable de matière osseuse. On fit une section de l'os dans la direction d'une ligne passant par le centre de la tête et par le milieu du grand trochanter, de manière à mettre le cal parfaitement à découvert. La ligne osseuse correspondante au cal était douce et polie comme de l'ivoire. D'après la direction de cette ligne, on voyait que la fracture avait intéressé la partie postérieure et supérieure de la tête du fémur.

Voilà un fait bien propre à prouver que ce n'est pas la circonstance d'être à l'intérieur de la capsule qui s'oppose à la consolidation; la condition principale sous ce rapport, c'est l'état du périoste du col.

Le docteur *Brulatour* de Bordeaux a envoyé à l'Académie de médecine de Paris un mémoire dont il a été fait mention dans la séance du 16 avril 1827, et dans lequel ce médecin rapporte huit observations de fractures du col du fémur. J'indiquerai ici, comme se rattachant à la question actuelle, l'état des pièces anatomiques dans le huitième cas.

X[e] OBS. Ce malade succomba dix mois après la fracture, à la suite d'une hématémèse. La trace de la fracture était visible; elle avait divisé obliquement le centre du col du fémur, et le col de ce côté était beaucoup plus épais et beaucoup plus court que du côté opposé. Scié dans toute sa longueur, le cal se présentait sous la forme d'une ligne oblique, raboteuse, d'une couleur moins blanche et d'une consistance un peu moins ferme que le reste de l'os. (La pièce desséchée a été jointe au mémoire.)

On pourrait augmenter encore les exemples de consolidation par union directe des surfaces; mais il en est un qui, par la rapidité avec laquelle s'est effectuée la guérison dans un âge très-avancé, et la perfection du travail d'ossification, me dispense de multiplier ces citations; aucun autre n'est plus propre à établir l'influence du périoste du col sur la consolidation. Ce fait, cité par *A. Cooper* dans une lettre publiée par la *London med. Gaz.*, 26 avril 1834, est extrait de l'ouvrage de M. *Swan*, *On the Diseases of the nerves*, p. 304.

XIe obs. « Mistriss Powell, âgée de plus de quatre-vingts ans, fit une chute le 14 novembre 1824 dans l'après-midi. Je la vis bientôt après; elle accusait une vive douleur dans la hanche gauche. Le membre pouvait être mu dans toutes les directions; mais ces mouvemens faisaient souffrir excessivement la malade, qui était couchée sur le dos, le membre étendu. Aucun moyen thérapeutique ne fut employé, sauf toutefois des fomentations pendant quelques jours. Je pensais qu'il y avait fracture du col du fémur, bien que le membre restât aussi long que celui du côté sain, et que je ne pusse reconnaître ni crépitation, ni aucune altération apparente dans sa position, sauf une légère déviation des orteils en dehors. La malade, à la suite de symptômes graves du côté de l'abdomen, succomba dans la matinée du 19 décembre.

« *Autopsie, quatorze heures après la mort.* Il y avait du sang infiltré dans les muscles situés autour de l'articulation, ainsi que dans le tissu cellulaire, vers le nerf sciatique et le crural antérieur; la fracture, totalement intra-capsulaire, était solidement réunie dans la plus grande partie de son étendue. Un trait de scie divisa les parties qui avaient été le siége de la fracture : on voyait une ligne blanche qui occupait une partie de l'étendue de la fracture, et se terminait en mourant d'une manière insensible. Le reste était entièrement osseux. »

Je ne pense pas qu'il soit possible d'élever le moindre doute sur l'existence de la consolidation dans la plupart des cas que je viens de rapporter : j'y vois toutes les garanties d'examen et d'authenticité qu'on est en droit d'exiger. C'est qu'en effet il convient de se montrer sévère sur l'admission des faits de ce genre, d'abord parce qu'ils sont rares, et ensuite parce que plusieurs altérations du col du fémur peuvent donner lieu à des méprises qu'il n'est pas toujours facile d'éviter; mais, quand on a scié le cal, quand on l'a soumis à l'action de l'eau bouillante pour le priver des substances étrangères qui l'offusquent, s'il se présente avec les caractères qui ont été indiqués plus haut, il n'y a pas le plus léger doute à élever sur son existence.

On pourrait citer plus d'un exemple de méprises

qui ont été commises à ce sujet; ainsi le docteur *A. Monro* a fort bien remarqué qu'une pièce qui, sur le catalogue de la collection léguée par son père à l'université d'Édimbourg, était notée à titre de fracture du col du fémur réunie par consolidation osseuse, n'était autre chose qu'une maladie du grand trochanter, dans laquelle une grande quantité de végétations osseuses s'étaient propagées en haut dans l'intérieur du ligament capsulaire, de manière à simuler l'aspect d'une fracture qui se serait consolidée avec chevauchement.

M. *Colles* de Dublin, qui n'a jamais vu d'union osseuse dans le cas de fractures intra-capsulaires, fait remarquer que dans la Collection du collége des chirurgiens de Dublin, parmi un grand nombre de cas de maladies de la tête et du col du fémur, très-fréquentes chez les ouvriers indigens de cette ville, plusieurs pièces, considérées comme des fractures intracapsulaires guéries par réunion osseuse, n'étaient autre chose que des cas de cette maladie.

J'ajouterai que sir *A. Cooper* a trouvé de fausses apparences de consolidation sur le cadavre d'individus chez lesquels cette disposition tenait à un état de ramollissement des os. Enfin, en se reportant aux altérations séniles du col du fémur que j'ai mentionnées au commencement de ce travail, on concevra très-bien comment des méprises sont inévitables quand on prononce, après un examen superficiel, sur l'existence de consolidations osseuses dans les cas de ce genre.

Un moyen d'éviter les méprises consiste, quand on rencontre sur le cadavre une prétendue consolidation, à examiner si la même disposition n'existe pas des deux côtés. Certainement rien n'autorise à établir, *à priori*, que la fracture du col des deux fémurs ne puisse exister simultanément chez le même sujet, et c'est une chose qui ne peut être établie que par l'histoire de la maladie et par l'examen attentif de plusieurs coupes faites dans les os malades. Mais comme les doubles fractures, s'il en existe des exemples, sont extrêmement rares, on doit redoubler de défiance dans l'examen des pièces de cette nature.

2° *Consolidation par invagination.*

Loin d'être impossible, la consolidation des fractures du col du fémur peut même s'effectuer de plusieurs manières et revêtir plusieurs formes. Celle que je vais étudier d'abord, comme se rapprochant davantage de la consolidation directe et par adhésion directe des surfaces de fractures, c'est le mode de consolidation que j'appellerai réunion par invagination ou par engaînement.

Si les parties fracturées sont dans certains cas impuissantes à faire elles-mêmes les frais de leur réunion, les parties environnantes, et notamment les trochanters, forment, qu'on me passe l'expression, comme des centres d'ossification de réserve, d'où émanent des productions osseuses qui engaînent la fracture et maintiennent le rapport plus ou moins exact des fragmens. Cette invagination peut offrir diverses formes ; le plus souvent elle est incomplète ; tantôt elle constitue une espèce d'attelle creuse placée sur un des côtés de la fracture ; quelquefois elle se présente sous l'aspect de virole circulaire ; et enfin, dans les cas où la force plastique agit à son maximum, il se forme un fourreau complet qui emprisonne de tous côtés la fracture. Examinons quelques exemples qui confirment ces divisions.

Consolidation par invagination incomplète. — 1° *Par trabée osseuse.* — XIIe OBS. Au n° 2090 de la Collection de *Langstaff* est mentionné un cas de fracture intracapsulaire, perpendiculaire à la direction du col, et qui se trouve réunie par une substance fibreuse ; une portion considérable du col avait été résorbée et s'était arrondie de manière à former une espèce de tête qui était reçue dans une concavité correspondante de la tête du fémur, formant ainsi une articulation accidentelle. La surface extérieure de la capsule fibreuse était, dans la portion correspondante à la partie inférieure de la jointure, *convertie en une matière osseuse de densité considérable, réunie à un large prolongement osseux ayant son origine entre les deux trochanters.*

Le malade avait cinquante-deux ans. La fracture avait eu lieu huit ans avant la mort.

2° *Par virole.* Dans ces cas, des anneaux circulaires, complets ou incomplets, tendent à entourer la fracture ; tantôt la virole existe à la partie inférieure du col, et se trouve contiguë aux deux trochanters ; tantôt elle semble avoir son point de départ au pourtour de la cavité cotyloïde; enfin, dans certains cas, il existe en même temps une virole supérieure et une virole inférieure : c'est évidemment alors le degré le plus rapproché de l'invagination complète.

Consolidation par invagination complète ou presque complète. — L'observation suivante, que j'extrais du Traité des fractures et luxations de sir *A. Cooper*, est bien propre à faire apprécier toute la puissance de restauration qui peut se développer en dehors des parties fracturées; elle est en outre tellement remarquable sous tous les rapports, que je crois devoir la rapporter ici textuellement.

XIIIe OBS., *communiquée par M.* Powell. *Quatre-vingt-trois ans. Fracture du col sans chute. Point d'appareil. Fracture en dehors de la capsule; invagination du col entre le grand et le petit trochanter; prolongemens étendus de ces éminences à l'os innominé.* — Mary Clements, âgée de quatre-vingt-trois ans et demi, traversant sa chambre, le 1er octobre 1820, en s'appuyant sur le bâton dont, à cause de la débilité résultant de son grand âge, elle avait coutume de se servir, plaça par mégarde ce bâton dans un trou du plancher, ce qui lui fit perdre l'équilibre, et, pendant ses vacillations pour éviter la chute qu'elle eût infailliblement faite sans l'assistance des personnes qui étaient près d'elle, il lui sembla qu'elle s'était démis la cuisse.

Quand elle me fit appeler, je la trouvai couchée sur son lit, souffrant beaucoup, ayant un raccourcissement du membre, et le pied dans la rotation en dehors; le pied était facilement ramené au niveau de l'autre, et une crépitation se faisait entendre dans les mouvemens de rotation. J'essayai d'abord l'extension permanente en ligne droite; mais comme les facultés mentales de la malade étaient dérangées, je fus obligé, peu de jours après, de substituer à mon premier appareil deux planches réunies à angle droit, au-dessus desquelles le membre fut placé et supporté par des coussins que maintenaient dans leur position des chevilles latérales. En très-peu de jours cette position, dans laquelle elle se trouvait très-bien d'abord, lui devint tellement pénible qu'elle ne voulut pas la garder plus long-temps, et je fus obligé de l'abandonner à elle-même. A partir de ce moment, elle adopta la position qui lui parut la moins pénible: celle qui généralement lui convenait le mieux consistait à reposer sur le côté malade, le membre étant fléchi presque à angle droit sur le tronc.

Pendant quelques semaines il fut possible de pratiquer l'extension du membre à volonté, mais ensuite elle devint impossible; ce que j'attribuai à la contraction longue des muscles qui s'insèrent au bassin, d'autant mieux que le membre du côté opposé faisait le même angle et offrait la même fixité. La malade étant tombée dans un état d'imbécillité complète, il se forma une escharre aux tégumens de la partie sur laquelle elle reposait; ce fut au reste le seul accident:

sa santé générale parut presque aussi bonne qu'auparavant. Plus tard elle s'affaissa peu à peu, sans aucun symptôme grave, et mourut quinze mois environ après la production de la fracture.

Autopsie. Le membre était fléchi à peu près à angle droit sur le tronc. Le col du fémur avait été fracturé au niveau de sa jonction avec le corps de l'os ; il avait pénétré dans le tissu spongieux, entre le grand et le petit trochanter, et y avait contracté union avec ce tissu. Mais la circonstance la plus curieuse, c'est qu'il s'était formé sur chaque trochanter un prolongement au moyen duquel tous deux appuyaient contre le rebord de la cavité cotyloïde, en sorte que dans les plus légers changemens de position le poids du corps se trouvait supporté par ces éminences, qui s'arc-boutaient contre l'os innominé.

Ces exemples d'invagination complète ou incomplète ne sont pas rares ; ce sont eux qui ont le plus souvent donné le change, en faisant croire à des consolidations par adhésion directe des fragmens.

A. Cooper mentionne encore un cas de ce genre, qui lui fut envoyé de Paris par M. *Roux*.

Remarque. Dans le travail de la consolidation osseuse, il est une particularité qui mérite d'être notée. Lorsqu'on examine ces consolidations à une époque même très-avancée, on trouve à la vérité qu'une ligne osseuse complète rétablit à l'extérieur la continuité des fragmens ; mais lorsque la pièce est divisée on trouve qu'il existe encore au centre une partie non ossifiée ; en sorte que la fracture présente un aspect parfaitement identique avec celui de ces ankyloses par invagination des corps des vertèbres, ankyloses dans lesquelles une espèce de gaîne osseuse unit une vertèbre à une autre, en emprisonnant dans l'intervalle un noyau encore cartilagineux. C'est même là, pour le dire en passant, le seul mode de soudure des vertèbres, car je ne crois pas qu'il existe un seul exemple bien avéré de soudures à pleine surface.

Du reste, il ne faut pas perdre de vue que l'absence de substance osseuse au centre d'une fracture consolidée peut tenir à deux causes différentes : ou à ce qu'elle n'y a jamais existé, ou bien à ce qu'elle y a été résorbée pour le rétablissement du canal médullaire.

B. Consolidation cartilagineuse.

Un mode de réunion qui doit être rapproché de la consolidation osseuse, parce que si dans certains il paraît définitif, tout porte à croire que le plus habituellement il n'est que temporaire et préparatoire, c'est l'*union cartilagineuse des fragmens*. Ce mode d'union, dont je pourrais citer plusieurs exemples, sera parfaitement démontré par l'observation suivante, extraite du Mémoire de M. *Brulatour*.

XIVe obs. Un malade qui était atteint de fracture du col du fémur succomba, trente jours après l'accident, à la suite d'une pneumonie. A l'autopsie, la fracture apparaissait sous la forme d'une ligne de matière rosacée et de consistance cartilagineuse, qui réunissait les deux fragmens osseux, et tout l'appareil fibreux était tuméfié et dans un état de phlogose.

C. Consolidation par substance ligamenteuse.

En étudiant dans leur progression décroissante les efforts de la force réparatrice dans les fractures du col du fémur, nous arrivons aux cas de consolidation par substance fibreuse, et, il faut en convenir, ce sont les plus fréquens, et peut-être aussi, pour des raisons que ce n'est pas ici le lieu d'exposer, un des modes de guérison le plus à désirer.

Suivant l'époque à laquelle on examine le travail de la consolidation ligamenteuse, et suivant le degré d'énergie qu'a déployé la force réparatrice, on trouve l'adhésion plus ou moins résistante, plus ou moins solide. Dans certains cas, la matière plastique offre à peine un commencement d'organisation.

XVe obs. (N° 2858 de la Collection de *Langstaff.*) A ce numéro est mentionnée une fracture du col à l'intérieur de la capsule, réunie par de la lymphe qui offrait un *commencement d'organisation*. Le col du fémur était raccourci par résorption, mais à un moindre degré que dans les autres cas. Le malade n'avait vécu que six mois après l'accident. Le membre était raccourci d'un pouce et demi.

Une autre observation, puisée à la même source,

nous montre le travail de consolidation ligamenteuse à une période beaucoup plus avancée.

XVIe OBS. (N° 2293.) *Fracture perpendiculaire du col du fémur au dedans de la capsule, réunie par une substance ligamenteuse.* — Le col du fémur avait été résorbé à peu près jusqu'au lieu dans lequel il se réunit au trochanter. Les aspérités de la surface fracturée avaient aussi été résorbées, et s'étaient arrondies comme à l'extrémité des os sciés dans les cas d'amputation. Ensuite il s'était épanché de la lymphe qui était parvenue à un degré avancé d'organisation, et formait entre les deux surfaces de la fracture un appareil d'union qui se composait de ligamens courts et résistans; il s'était aussi déposé une grande quantité de lymphe plastique autour du ligament rond. Il ne s'était point formé, comme cela arrive dans la plupart des cas, un étui osseux autour de la surface inférieure du ligament capsulaire.

La femme sur laquelle avait été recueillie cette pièce, était âgée de cinquante-six ans. La fracture avait été méconnue. La malade avait gardé le lit pendant près d'une année; au bout de ce temps, elle avait marché avec une béquille; le raccourcissement était de deux pouces. Il s'était écoulé seize mois entre l'accident et la mort de cette femme, qui succomba à une maladie aiguë.

Je ne sache pas qu'il existe un seul exemple d'union ligamenteuse à toute surface; presque toujours ce sont des faisceaux ou ligamens isolés qui s'étendent d'une surface à l'autre; quelquefois même on peut les compter.

XVIIe OBS. Le docteur *Boileau* de Castelnau rapporte un cas de fracture du fémur chez un vieillard de soixante-dix-neuf ans. Le cal n'était point formé; les deux fragmens étaient unis à la distance de trois lignes environ par cinq colonnes fibreuses ou ligamenteuses. (Gaz. méd., 1833, p. 82.)

Je ne puis traiter de l'union ligamenteuse sans dire un mot du rôle que le ligament capsulaire est appelé à jouer dans ce mode de consolidation. Or, voici ce qui s'y passe : lorsque le travail de résorption a fait disparaître les aspérités des os, il se dépose dans la capsule une lymphe qui commence à s'organiser. Le ligament capsulaire, qui éprouve à cette époque de profondes modifications dans sa texture, s'épaissit considérablement au moyen d'exsudations plastiques qui se font à ses surfaces extérieure et intérieure; il se contracte étroitement sur les fragmens. La lymphe qui s'est épanchée dans sa cavité sous l'influence du travail adhésif, s'organise en petites bandes ligamenteuses qui unissent les surfaces : tantôt cette union est temporaire, et prépare l'ossification, à laquelle elle fait place; tantôt elle reste définitive. Mais lorsque l'union des fragmens n'est que provisoire, elle est beaucoup plus souvent constituée par de la matière cartilagineuse que par des faisceaux fibreux.

CHAPITRE II. — *De la consolidation dans les fractures extra-capsulaires.*

En s'éloignant de la capsule, on voit s'évanouir les causes de non consolidation, et les fractures du col du fémur commencent à rentrer dans la règle commune. Les faits que je vais rapporter sont donc beaucoup moins destinés à prouver la possibilité de la consolidation dans ces fractures qu'à faire connaître plusieurs particularités curieuses qui s'y rattachent.

XVIIIe OBS. (N° 242, Collection de *Langstaff.*) Il s'agit ici d'une fracture double, l'une à l'intérieur de la capsule, l'autre à l'extérieur : cette dernière seule doit nous occuper ici. La fracture extérieure à la capsule s'était réunie solidement par substance osseuse, et sur son pourtour, ainsi qu'à la partie inférieure du col du fémur, s'était formé un large prolongement osseux, qui représentait une espèce d'étui ou d'arc-boutant à l'articulation ; la ligne fibreuse indiquant le trajet de la fracture était encore visible à la partie intérieure de l'os. Cette ligne se conserve encore long-temps après que le pourtour de la fracture est devenu osseux, mais à la longue elle est résorbée, puis remplacée par de la substance osseuse. Le sujet était une femme de soixante ans ; au moment de l'accident, le pied était tourné en dehors et le membre un peu raccourci. Elle avait gardé le lit pendant près d'un an. Pendant ce temps, il s'était opéré un raccourcissement considérable du membre, dont il était facile de se rendre compte par la résorption du col du fémur, suite de la fracture intracapsulaire. La malade ne pouvait marcher qu'avec des béquilles.

XIXe obs. M. *Lisfranc* présenta à l'Académie de médecine, dans sa séance du 13 décembre 1828, un fémur provenant d'une femme de soixante-dix ans, dans lequel le col était fracturé à sa base, et la fracture consolidée. Mais le col s'était réuni en formant un angle droit avec le corps de l'os ; le grand trochanter avait été aussi fracturé à sa base ; cette autre fracture était aussi consolidée.

XXe obs. M. *Oldnow* de Nottingham a communiqué à sir *A. Cooper* deux cas dans lesquels le col a été fracturé à sa jonction avec le grand trochanter. Celui-ci avait été également fracturé, et le petit trochanter formait un fragment distinct. Les fragmens s'étaient réunis : le col au corps du fémur, et le petit trochanter un peu au-dessus de son implantation naturelle.

Consolidation étudiée dans les circonstances qui y mettent obstacle.

S'il est incontestable que la consolidation osseuse des fractures du col est possible, c'est une vérité non moins incontestable que cette consolidation est très-rare. Quelles sont donc les causes qui entravent cette consolidation? et jusqu'à quel point l'anatomie pathologique peut-elle éclairer leur mécanisme? C'est ce que je vais examiner. Ici, les faits sont tellement multipliés, qu'un seul embarras se présente, celui du choix. Je me bornerai donc à citer quelques observations, et à faire une histoire abrégée du résultat le plus commun auquel donne lieu la non-consolidation; je veux parler de l'articulation accidentelle dans les fractures du col non consolidées.

XXIe obs. *A. Cooper* rapporte l'observation d'un malade âgé de soixante-deux ans, traité pour une fracture intra-capsulaire pendant six mois, mort hydropique. — Fracture transversale de la tête du fémur dans l'intérieur du ligament capsulaire; il n'y avait aucune trace d'union. Le fragment supérieur était retenu en place par le ligament rond, qui était intact; il était assez poli à sa surface, mais n'offrait aucun vestige de cal; le fragment inférieur était très-irrégulier; plusieurs esquilles adhéraient à l'insertion inférieure du ligament capsulaire. Entre la cavité cotyloïde et la portion d'os retenue en place par le ligament, flottaient plusieurs corps cartilagineux de forme ovalaire. Il y avait au-dessous du grand trochanter une déchirure partielle de la capsule, qui était considérablement épaissie au niveau de ses insertions.

Histoire des fausses articulations par suite de fracture du col du fémur.

Un travail qui s'opère préliminairement dans les cas où se prépare une fausse articulation, c'est la disparition des fragmens osseux complètement détachés, puis le nivellement des aspérités nombreuses dont sont armées les surfaces de fracture. Avant que ces aspérités se soient complètement effacées, elles s'encroûtent de matière cartilagineuse, et je ne puis mieux les comparer alors qu'à l'aspect granuleux d'une diaphyse osseuse séparée de son cartilage épiphysaire. J'ai constaté cette disposition granuleuse sur plusieurs pièces anatomiques, et notamment dans un cas de fracture non traitée du col du fémur, chez une femme de soixante-neuf ans, qui mourut huit mois après l'accident. (*Voy.* Soc. anat., bulletin nº 4, nouvelle série.) A une époque plus avancée, et sous l'influence des frottemens, de la matière éburnée encroûte les surfaces de fracture, qui, par le fait de certaines conditions difficiles à déterminer, prennent une forme telle, que l'un des fragmens offre une tête arrondie, convexe, et le fragment opposé une concavité correspondante. Il n'est pas douteux que la forme première des fragmens n'exerce la plus grande influence sur le siége de la convexité, tantôt au fragment cotyloïdien, tantôt au fragment fémoral. A ce sujet, je remarquerai que la texture extrêmement spongieuse du grand trochanter le dispose plus spécialement à offrir la concavité qui, dans certains cas plus rares, se rencontre sur le fragment cotyloïdien. Dans les cas de ce genre, la tête du fémur, excavée du côté de la fracture, présente une calotte de sphère, un véritable ménisque, convexe d'un côté, concave de l'autre; dans les autres, elle présente l'aspect d'une lentille biconvexe, d'une espèce de sésamoïde, tenant à la cavité cotyloïde par le ligament rond, et au fragment fémoral par des productions ligamenteuses de nouvelle formation. J'ai vu plusieurs cas dans lesquels existait cette disposition en lentille biconvexe; au n° 2090 de la Collection de *Langstaff*, est mentionné un cas où la tête de l'os forme une calotte de sphère; et je trouve à l'article *Fracture du fémur* du Dictionnaire de Médecine, que M. *J. Cloquet* a vu chez des sujets âgés, débilités ou scorbutiques, la tête du fémur changée en une calotte creuse, dans laquelle était reçue l'extrémité du col, qui s'était arrondie et couverte de matière éburnée. Cette disposition existait sur des pièces présentées à la Faculté par *Béclard* et M. *Jules Cloquet*.

Quelles sont maintenant les causes qui, en s'opposant à l'adhésion des surfaces, amènent la fausse articulation, ou même entravent toute espèce de travail réparateur? elles sont nombreuses. Il convient d'en faire ici le rapprochement; je les mentionnerai dans l'ordre suivant.

Causes de non-consolidation.

1° *Interposition de corps étrangers aux fragmens.* Je mentionne ici, seulement pour mémoire, l'épanchement dans l'articulation d'une sérosité abondante, et d'autres produits qui s'interposent aux fragmens; et sans reproduire ici des idées surannées sur la dilution du suc osseux par la synovie, je ne puis croire que l'épanchement des produits réparateurs au sein d'un liquide qui altère leur composition en se mélangeant avec eux, n'exerce une influence défavorable sur la consolidation; mais ce qui doit surtout l'entraver, ce sont ces fragmens osseux, ces esquilles qui se placent entre les fragmens et les tiennent à distance: ainsi je vois (Collection de *Langstaff*, n° 242) la disposition suivante.

XXIIe obs. (Collect. de *Langstaff*, n° 242.) Dans ce cas, il y avait à la fois une fracture intra-capsulaire et une autre fracture extra-capsulaire. La fracture intra-capsulaire est comminutive; plusieurs petits fragmens, étant restés entre la tête séparée et le col de l'os, ont empêché toute espèce d'union, quoique ces surfaces eussent été aussi rapprochées que le permettaient ces petits fragmens osseux: le col du fémur avait été presque complètement résorbé; les fragmens étaient maintenus en contact assez intime par l'enveloppe périostique; le ligament capsulaire était épaissi et embrassait étroitement l'articulation.

On trouvera de même à l'observation XXI un exemple de corps étrangers interposés aux fragmens.

2° *Insuffisance de nutrition des fragmens.* C'est sur le fragment cotyloïdien que porte, d'une manière toute spéciale, cette cause de non-consolidation. Lorsque le col du fémur est rompu près de sa tête et que la substance fibreuse qui l'entoure est complètement déchirée, la nutrition du fragment supérieur est languissante; elle ne se fait que par les petites artères qui accompagnent le ligament rond, et, dans ce cas, il peut arriver que le fragment supérieur ne soit pas assez vivant pour fournir à la consolidation. Le travail réparateur n'a lieu alors que sur l'extrémité du fragment inférieur, qui se couvre de végétations osseuses; la réunion ne s'opère point, il se forme une articulation contre nature.

Plusieurs conditions anormales dans l'état du ligament rond peuvent encore accroître son impuissance à alimenter suffisamment le fragment cotyloïdien. Dans certains cas, en effet, il est complètement atrophié, et on n'en trouve aucun vestige; dans d'autres circonstances, on ne trouve plus à sa place que le repli synovial qui lui servait de gaîne; dans quelques cas enfin, j'ai remarqué que la matière adipeuse qui occupe le fond de la cavité cotyloïde envahissait la gaîne du ligament rond, et tendait à remplacer en partie la substance fibreuse; on conçoit facilement que de pareilles dispositions ne sont pas propres à augmenter les ressources nutritives du fragment cotyloïdien.

Mais la grande et véritable cause de cette pénurie de nutrition et de réparation dans les fractures intracapsulaires, c'est la déchirure du périoste du col, parce que cette déchirure entraîne celle de plusieurs rameaux vasculaires assez considérables qui rampent parallèlement à l'axe du col dans l'épaisseur de ce périoste à la face antérieure du col. Et ce qui achève de prouver que c'est en effet dans cette lacération que réside l'obstacle à la consolidation, c'est que, quel que soit l'âge des sujets, la consolidation peut avoir lieu quand le périoste n'est pas déchiré; c'est encore que, dans les fractures parallèles à l'axe du col, et dans lesquelles la solution de continuité est parallèle à la direction des vaisseaux, la consolidation est de même possible. (*Voyez* plus loin les expériences de sir *A. Cooper* sur les animaux, page 48.) C'est à la vérité le fragment inférieur qui fait spécialement les frais de la consolidation; mais il est une circonstance dans laquelle ce fragment lui-même est privé d'une grande partie de ses ressources nutritives. Ainsi, dans le cas de double fracture, l'une dans le ligament capsulaire, l'autre au dehors de ce ligament, il est évident que le fragment fémoral, privé de sa continuité avec le reste de l'os, est dans des conditions d'isolement très-défavorables. Il y a donc, dans les cas de ce genre, un obstacle de plus à la consolidation de la fracture intra-capsulaire.

3° *Défaut de coaptation des fragmens.* Une autre cause réside dans la coaptation imparfaite des fragmens. En effet, sauf des cas assez rares, tels, par exemple, que l'engrènement des surfaces de la fracture, les fragmens obéissent à l'action musculaire, et le fragment fémoral est tiré en haut; il peut se dévier aussi en avant ou en arrière : or, on sait que partout où des fragmens ne sont pas affrontés, il n'y a pas de consolidation. *A. Cooper* va même plus loin, car il regarde la pression des fragmens l'un contre l'autre comme une circonstance nécessaire à la consolidation; il considère l'absence de pression qui a lieu dans la fracture du col comme étant un nouveau motif de non-consolidation. Que dans les fractures qui occupent les os longs, cette pression, que je regarde comme une circonstance plutôt défavorable qu'utile, ne puisse entraver sensiblement le travail de l'ossification, à cause de l'énergie qu'il déploie en pareille circonstance, je n'en suis point étonné; mais il me semble que, dans les fractures intra-capsulaires du col du fémur, cette pression mutuelle des fragmens serait plus propre à déterminer en eux un travail de résorption qu'à faciliter leur adhésion mutuelle. En un mot, je crois que si le simple contact des fragmens sans pression est ici une circonstance désirable, il n'en est pas ainsi d'une pression forcée.

4° *Troubles mécaniques apportés à la consolidation.* Une cause que je rapproche à dessein de celle qui précède, et des considérations que je viens d'exposer, consiste dans l'influence de mouvemens prématurés imprimés aux fragmens. Si, en effet, dans les premiers temps qui suivent la fracture, des mouvemens intempestifs viennent troubler l'organisation pacifique des produits de consolidation, l'adhésion n'a pas lieu, et il se forme presque inévitablement une fausse articulation.

5° *Altération de texture des os fracturés tenant à d'autres causes que la fracture.* Enfin un dernier ordre de causes a son point de départ dans les altérations de texture que peut présenter le tissu osseux du col. A ce titre, je noterai :

A. L'atrophie sénile du tissu osseux.

B. L'imbibition huileuse de ce tissu, mentionnée par M. *Velpeau.*

Je ne reviendrai pas sur ces deux causes, dont j'ai déjà parlé dans la première partie de ce travail.

C. L'inflammation du tissu osseux déterminant de la suppuration aux surfaces de la fracture et dans les cellules du col. Je n'en parle ici que par conjecture, n'en connaissant aucun cas particulier. Il en est de même de la carie et de la nécrose, si par hasard elles se développaient aux surfaces de la fracture.

D. *L'infiltration de matière tuberculeuse dans le tissu osseux.* Ainsi, je trouve au n° 2857 de la Collection de *Langstaff*, le cas suivant :

XXIIIe obs. *Fracture transversale du col du fémur à l'intérieur de la capsule.* Il y a résorption presque complète du col ; une union ligamenteuse intime existe entre le fragment cotyloïdien et le fragment fémoral ; la capsule fibreuse est légèrement épaissie, et resserrée autour du rebord de la cavité cotyloïde. Le membre était raccourci de deux pouces. Le malade était âgé de quarante-neuf ans ; il succomba à une phthisie pulmonaire, huit mois environ après l'accident. *Les cellules des os du bassin étaient remplies d'une matière tuberculeuse* (scrophulous matter, *matière scrophuleuse*). Il n'y avait aucune trace de formation osseuse nouvelle près des trochanters ; un tel état des os s'opposait vraisemblablement à tout travail de consolidation osseuse.

E. Au même titre que la cause précédente, je dois citer ici l'infiltration du tissu du col par de la matière encéphaloïde. En voici un exemple :

XXIVe OBS. (N° 1999 de la Collection de *Langstaff.*) *Fracture du col à sa base.* Il y avait dans ce cas une réunion fibreuse très-intime. Il y avait eu aussi chez le même sujet une fracture du fémur entre les deux trochanters, suivie d'une réunion osseuse. La capsule était considérablement épaissie ; de la matière osseuse s'était déposée à la partie inférieure du col du fémur, entre le grand et le petit trochanter. Les interstices du tissu aréolaire des fragmens étaient remplis de la matière du sarcôme médullaire (*medullary sarcoma*). Le sujet était une femme de cinquante-six ans, qui, deux ans auparavant, avait eu un cancer de la mamelle, pour lequel M. *Lloyd* avait pratiqué l'opération. Quelques mois après, la maladie récidiva dans le lieu de la cicatrice, et des tumeurs de nature fongoïde parurent sous la peau dans diverses parties du corps. Cette femme, étant arrivée à un état de marasme et de cachexie cancéreuse, fit, en essayant de sortir de son lit, un chute, dans laquelle se produisirent les deux fractures dont je viens de parler.

Le tableau suivant, qui présente des cas assez nombreux, pourra servir à ceux qui croiraient à la possibilité d'établir numériquement la proportion des cas de consolidation aux cas de non-consolidation.

TABLEAU des résultats observés dans 62 cas de fractures du col du fémur, tant à l'intérieur qu'à l'extérieur de la capsule.

1° *Fractures extra-capsulaires.*

Provenances des fractures.	Nombre de cas.	Nature du travail.
M. Colles, Musée des chirurg. de Dublin.	6	Plusieurs offrent la consolid. osseuse.
Stanley, hôpital Saint-Barthélemy.......	6	Consolid. osseuse.
Oldnow de Nottingham. (V. obs. XX).	2	*Id.*

2° *Fractures intra-capsulaires.*

Provenanccs des fractures.	Nombre de cas.	Nature du travail.
M. Colles, Musée de Dublin...........	12	Non consolidées.
Musée de l'hôpital Saint-Thomas.......	7	*Id.*
Collége des chirurgiens de Londres.....	1	*Id.*
Collection de Langstaff................	6	*Id.*
Id. de Bell et de Shaw................	6	*Id.*
Id. de Brookes........................	2	*Id.*
Id. de Monro.........................	2	*Id.*
Id. de M. Mayo......................	1	*Id.*
Un cas env. à sir A. Cooper par M. Clarke.	1	*Id.*
A. Cooper. (Voy. obs. XXI)..........	1	*Id.*
Langstaff. (Obs. XXII.)...............	1	*Id.*
Id. XXIIIe et XXIVe...................	2	*Id.*
Obs. V, VI, VII, VIII, IX, X, XI....	7	Consolidées.

Comme on ne saurait donner trop d'évidence à tout ce qui se rattache à l'importante question qui fait l'objet de ce travail, je mentionnerai ici les expériences faites sur les animaux par Sir *A. Cooper*, expériences qui confirment pleinement plusieurs des propositions précédentes, et qui tendent surtout à montrer toute la différence qui existe entre les fractures perpendiculaires et celles qui sont parallèles à la direction du col.

1re *Expérience.* Chez un chien, fracture longitudinale du col. — Réunion. — Dans ce cas, l'union des fragmens est facile à expliquer, la juxta-position existait, les vaisseaux de la tête et du col avait conservé leur intégrité.

2e *Expérience.* Fracture perpendiculaire du col du fémur chez un chien : le trochanter était fortement tiré en haut par l'action des muscles, de telle sorte que la tête et le col du fémur avaient cessé d'être en rapport. — Le ligament capsulaire était très-épaissi et contenait une grande quantité de synovie. — Cavité articulaire tapissée par une matière adhésive d'aspect fibreux, adhérent à la tête de l'os, qui ne semblait être altérée par aucun travail d'ossification; mais le fémur, autour du ligament capsulaire, le grand trochanter et le corps de l'os au-dessous, avaient augmenté de volume.

3e *Expérience.* Chez des chiens, réunion à l'extérieur de la capsule.

4e *Expérience.* Fractures du col chez un lapin. — Ligament capsulaire très-épaissi. — Tête entièrement séparée du col, adhérent par une substance ligamenteuse de nouvelle formation au ligament capsulaire; col fracturé, très-raccourci, jouant sur la tête de l'os, ce qui l'avait rendue polie par le frottement. — La tête du fémur n'avait fourni aucune production osseuse.

Ici se termine cette partie de mon travail sur la question de la consolidation des fractures du col; toutefois je ne terminerai pas sans faire ici deux observations qui me paraissent ressortir de tout ce qui précède. D'abord, eu égard au très-petit nombre de consolidations osseuses directes, il est facile de voir qu'on a attaché beaucoup trop d'importance à combattre l'opinion de Sir *A. Cooper*, même lorsqu'on lui faisait dire faussement que jamais la consolidation n'avait lieu. En effet, si, sous le point de vue anatomo-pathologique, cette assertion est contredite par les faits, il resterait toujours, que les cas de consolidation directe étant aux autres peut-être dans la proportion d'un à cinquante, on pourrait encore dire, sous le point de vue pratique, que la consolidation n'a pas lieu. En effet, les règles pratiques doivent s'appliquer à l'immense majorité des cas, non à quelques exceptions.

Ensuite j'ajouterai que, dans les deux cas où la réunion est possible, savoir : quand il n'y a pas déchirure du périoste, et quand la fracture est tellement dirigée que les deux fragmens restent dans la cavité cotyloïde, il doit y avoir absence de raccourcissement du membre, et par conséquent absence des signes habituels de la fracture. En sorte que les fractures qui ont le plus de chance de consolidation sont précisément celles qui sont méconnues, et qui par conséquent ne sont pas traitées.

IIIe SECTION.

Considérations anatomico-pathologiques relatives à quelques symptômes de la fracture du col du fémur.

La symptomatologie de la fracture du col du fémur offre parfois des singularités qui ont frappé tous les chirurgiens, et dont il importe d'assigner la cause. S'il est jamais en notre pouvoir de donner une théorie satisfaisante de ces anomalies, ce doit être surtout, je le pense, dans l'étude anatomique de ces fractures qu'on doit en chercher les élémens.

1° *Allongement du membre dans la fracture du col.* M. *Lallemand* de la Salpêtrière a mentionné cet allongement, qu'il attribue à la paralysie des muscles allongés par le poids du membre et par les tractions exercées sur lui. Cette explication me paraît vague et nullement satisfaisante.

M. *Lisfranc* a vu des cas de fractures obliques dans lesquels des manœuvres ayant été exercées sur le fragment inférieur, l'extrémité supérieure de celui-ci est venue s'arc-bouter immédiatement au-dessous de l'extrémité inférieure du fragment supérieur, d'où résultait une espèce d'engrenage qui maintenait les fragmens dans cette position et donnait lieu à une augmentation de longueur du membre.

Cette explication me semble très-plausible, mais elle manque d'une garantie qui me paraît indispensable en pareil cas, celle de l'examen cadavérique, ce qui, je crois, n'a jamais encore existé.

2° *Rotation du pied en dedans.* Cette particularité a été notée par tant de chirurgiens, qu'il est inutile d'en reproduire ici les noms; or, parmi plusieurs explications qu'on en a données, il en est une qui séduit au premier abord : c'est celle qui rattache la rotation du pied en dedans à ces cas dans lesquels le col du fémur s'implante dans le grand trochanter. Mais ce qui diminuera la confiance qu'on pourrait avoir en cette explication, c'est que, d'une part, il n'existe, du moins à ma connaissance, aucun cas dans lequel, après avoir observé la rotation du pied en dedans pendant la vie, on ait trouvé après la mort l'invagination dont je viens de parler; et que, d'une autre part, contradictoirement à l'opinion ci-dessus mentionnée, si on se reporte à l'observation de M. *Wray*, N° 1, on trouvera que dans un cas de ce genre, qui est un véritable type sous le rapport de la lésion anatomique, la rotation du pied avait précisément lieu en dehors, comme dans tous les cas ordinaires.

Une autre explication de la rotation en dedans pourrait être déduite d'une particularité anatomique de la fracture du col, particularité que sir *A. Cooper* a observée sur le cadavre. Voici en quoi elle consiste : la fracture du col offre un plan oblique dirigé d'avant en arrière et de dedans en dehors, de telle sorte que le fragment cotyloïdien retient en avant le fragment fémoral et l'empêche de se porter en arrière. Or, n'est-il pas assez probable que dans cette disposition des fragmens, le muscle petit fessier, une partie du moyen fessier et le muscle du fascia lata n'aient une grande facilité à imprimer à la cuisse un mouvement de rotation en dedans.

3° *Raccourcissement du membre.* Le raccourcissement du membre dans la fracture du col peut tenir à plusieurs causes à la fois : la principale est l'élévation du fragment fémoral par l'action des muscles; une autre cause est l'écrasement du col, qui est réduit en esquilles : ces deux causes de raccourcissement agissent d'une manière presque immédiate. Mais il en est une autre en quelque sorte chronique, parce qu'elle ne fait sentir ses effets qu'à une époque avancée de la maladie : celle-là est due à la résorption de la portion de col attenant au fragment fémoral. C'est ainsi qu'on peut s'expliquer comment, dans certains cas, le membre subit, long-temps après l'accident, et sans que le malade se soit livré à la marche, un raccourcissement spontané qui n'est nullement en rapport avec celui qui suivit immédiatement la fracture. Enfin je soupçonne que dans certains cas où on a observé le raccourcissement chronique du membre, dans des circonstances où les signes de la fracture avaient été équivoques, il n'y a point eu fracture du col, mais que le col a subi une violence qui y a déterminé des altérations organiques de nature diverse, par suite desquelles s'est opérée une résorption ultérieure. Je n'ai pas besoin de dire que, chez les sujets qui se livrent prématurément à la marche, et à une marche trop active, le raccourcissement, qui n'était d'abord que d'un pouce et demi à deux pouces, peut atteindre jusqu'à quatre pouces, ce qui détermine une claudication considérable. Cette circonstance ne doit pas être perdue de vue dans l'appréciation des méthodes de traitement dans lesquelles on permet la marche aux malades atteints de fracture du col du fémur.

4° *Absence du raccourcissement.* J'ai déjà mentionné les cas dans lesquels la disposition des fragmens s'oppose au raccourcissement : ce sont ceux dans lesquels, ainsi que *Brodie* en a vu un exemple, le fragment cotyloïdien est taillé obliquement, de manière à prévenir l'ascension du fragment fémoral ; et ceux dans lesquels le fragment fémoral, présentant au niveau du petit trochanter une espèce de crochet qui arc-boute contre le fragment supérieur, s'oppose lui-même à sa propre ascension.

5° *Raccourcissement comparé dans les fractures intra-capsulaires et dans les fractures extra-capsulaires.* Par une condition que l'esprit est loin de supposer *à priori*, le raccourcissement est plus considérable dans la fracture intra-capsulaire que dans la fracture extra-capsulaire. Voilà du moins ce qui est établi par les observations de Sir *A. Cooper*. Or, quelle peut-être la cause de ce phénomène ? Voici l'explication qu'en a donnée M. *Burns*. Je chercherai à exposer cette explication comme je la comprends, car elle n'est pas très-explicitement exposée dans le texte d'*A. Cooper*, où je l'ai puisée. M. *Burns* pense que, dans le cas de fracture en dehors de la capsule, le grand fessier, et surtout le moyen, forment une espèce de coussin, une sorte de corde sous-tendue par le fragment supérieur, qui a une longueur assez considérable, et s'opposent à l'ascension de ce fragment; tandis qu'au contraire, dans le cas de fracture intra-capsulaire, ce fragment étant beaucoup plus court, se réfugie plus facilement sous le moyen fessier.

6° *Ankylose après traitement et immobilité trop prolongés.* Après les fractures qui ont été suivies d'une consolidation très-avancée, soit par substance ligamenteuse, soit par un cal véritablement osseux, les fonctions du membre sont ordinairement perdues. Dans les cas, au contraire, où, après un repos de plusieurs mois, on permet au malade de marcher avec des béquilles, la nature de la réunion et le soutien qui est offert à l'articulation par la production osseuse qui se développe entre les trochanters, rendent le membre plus utile que dans ceux où la fracture est tellement bien consolidée, qu'il en résulte presque une ankylose.

Si la crainte de voir survenir un raccourcissement et une claudication considérables doit arrêter les chirurgiens qui hâteraient d'une manière intempestive le moment de permettre la marche à leurs malades, ceux qui pensent qu'on ne saurait prescrire un trop long repos et qui ambitionnent une consolidation très-complète pourront faire leur profit de l'observation précédente.

OBSERVATIONS DE CHIRURGIE.

Lorsque je vins, il y a plus de cinq ans, à Paris, pour y passer quelques années à achever mes études médicales, mon unique but étant alors de retourner dans ma ville natale, et d'y mettre en pratique ce que j'avais observé dans les hôpitaux de Nantes et ce que je comptais observer dans ceux de Paris, je me proposai de réunir dans ma thèse ce qui m'avait paru digne d'intérêt, dans une observation clinique de six années, faite assidument à l'Hôtel-Dieu de Nantes. Voulant donc jeter un dernier coup d'œil sur un grand nombre d'observations recueillies par moi sous les yeux des médecins et des chirurgiens de cet hôpital, j'avais rédigé un résumé de clinique chirurgicale et un résumé de clinique médicale; le premier avait même été soumis aux professeurs de l'école de Nantes, qui voulurent bien m'adresser des encouragemens à continuer ce travail. J'en extrais aujourd'hui les observations qui suivent. Je n'ose présenter ces faits accompagnés de toutes les réflexions qu'ils m'avaient suggérées, et en voici le motif. Pour raisonner sur des faits même réunis en certain nombre, il faut connaître assez l'état de la science sur chaque question pour savoir si les propositions qu'on avance ne sont pas oiseuses, parce qu'elles ne sont que des redites, pour savoir en même temps si elles ne sont pas erronées et contredites par d'autres faits. Or, tout cela exige des recherches. Ces recherches, je n'ai pu les faire, et je tiens à avancer le moins possible des propositions hasardées, controversables, et sur lesquelles il faudrait revenir.

J'ai parlé de six années d'observation clinique assidue à l'Hôtel-Dieu de Nantes. Comme ce sont là de ces choses qu'on peut avancer sans que cela tire à grande conséquence, et que je tiens essentiellement et avant tout, à ce titre qui n'est point usurpé, je prends ici à témoin MM. les médecins et chirurgiens de l'Hôtel-Dieu de Nantes que, pendant les six années que j'ai étudié sous leur direction, je n'ai jamais cessé de recueillir sous les yeux de MM. *Cochard*, *Laennec*, *Fouré* et *Marion de Procé*, les observations de plus de mille malades qui ont passé dans leurs services respectifs, pendant le temps que j'y remplissais les fonctions d'élève interne.

Forcé, par des motifs qu'on appréciera facilement, de ne pas dépasser les limites d'une Dissertation inaugurale, je ne donne ici que des observations relatives aux plaies de la tête, de la poitrine, du ventre et des membres.

PLAIES DE TÊTE.

Obs. A. *Plaie de tête avec fracture du frontal; pleurésie à droite; symptôme de pneumonie dans les derniers jours. — Mort le dix-neuvième jour de la maladie. — Abcès métastatiques dans les poumons, le foie et sous la peau.* — Louis-Joseph Pavageau, âgé de trente-six ans, tonnelier, rentrant chez lui à dix heures du soir, le 26 août 1827, reçut à la tête un violent coup de pierre que lui asséna un homme caché à côté de sa porte. Pavageau ne tomba pas au moment du coup et ne perdit pas connaissance, ce ne fut même que le lendemain qu'il vint se faire panser. Je trouvai à la partie latérale gauche du front une plaie transversale irrégulière, de deux pouces de longueur à peu près, sillonnant profondément la peau, et laissant voir dans son fond le coronal brisé, et même un peu déprimé.

Un pansement simple ayant été fait, il fut impossible de retenir le malade à l'Hôtel-Dieu. Sept jours se passèrent sans qu'on entendît parler de lui, lorsque, le matin du 2 septembre, il se présenta de nouveau à l'hôpital, et nous raconta qu'il avait travaillé pendant les deux jours qui suivirent l'accident, mais qu'ensuite il avait été forcé de renoncer à son travail, n'ayant plus d'appétit et ressentant quelques frissons.

Les bords de la plaie étaient engorgés, rouges et très-douloureux; un pus de couleur blanc sale, et en plus grande quantité que ne le comportait l'étendue de la plaie, s'écoulait de celle-ci. Du reste, ce n'est qu'au toucher que la plaie est douloureuse; il n'y a pas de céphalalgie, mais quand le malade se lève il éprouve des étourdissemens. Langue humide et molle; ventre souple, nullement douloureux; selles et urines faciles; aucune douleur à la région du foie, qui est exploré d'une manière spéciale. Peau chaude;

pouls fréquent, dur. Le malade se plaint que le cœur est embarrassé, et qu'il éprouve de l'oppression. (Saignée de 13 onces; cataplasme émollient sur la plaie.) Le soir à huit heures, chaleur à la tête.

Le 3 septembre, bords de la plaie moins rouges, n'offrant plus de tendance à se renverser comme la veille; suppuration moins abondante; plaie toujours très-douloureuse au moindre contact; point de céphalalgie, pesanteur de tête; pouls fréquent et concentré, un peu dur. (Boisson, limonade; pansement émollient.) A quatre heures du soir : le malade a eu plusieurs pertes de connaissance très-passagères; en se levant pour aller aux lieux, étourdissement; bouche mauvaise; langue molle, humide, un peu chargée à sa base; nulle douleur a l'abdomen; grande faiblesse musculaire; pouls comme le matin. Une heure après, douleur très-vive dans la région des reins. On fait coucher le malade de manière à favoriser l'issue du pus. Pendant la nuit, douleur de reins, frissons suivis de chaleur et de sueur, délire; le malade se lève et court dans la salle, parle avec incohérence des objets habituels de ses travaux.

Le 4. Ce matin, nulle douleur de tête; il y a eu un frisson très-vif dans la matinée; grande anxiété; nulle douleur à l'abdomen; peau chaude, pouls petit, fréquent. L'os paraît anfractueux au fond de la plaie. A onze heures, peau fraîche; pouls peu fréquent; il y a eu une selle; douleur nulle; grand calme. (Diète.) A deux heures, nouveau frisson très-profond, suivi de chaleur; langue chargée. A sept heures, frissons suivis de chaleur et de sueur. A dix heures, période de chaleur ; pouls fréquent, un peu dur.

Le 5. Pendant la nuit, frissons à plusieurs reprises, toujours suivis de chaleur et de sueur ; une selle dans l'après-midi. A cinq heures, il n'y a point eu de nouveaux frissons dans la journée.

Le 6, nulle douleur dans la poitrine ni dans l'abdomen ; les douleurs de reins ont cessé ; sommeil ; un peu de rêvasserie dans la nuit ; pouls toujours fréquent. La plaie, toujours pansée avec des cataplasmes, donne un pus homogène, blanc, non séreux, en quantité modérée. Les bords de la plaie sont affaissés. A midi et à deux heures de l'après-midi, frissons.

Le 7, nulle douleur de la tête, ni dans aucune autre partie ; beaucoup de chaleur à la peau, qui est chaude et humide ; pouls petit, fréquent. (Crême de riz ; lim. 3 pots.)

Le 8, il y a eu du sommeil dans la nuit ; le malade est calme ; langue très-chargée ; nulle céphalalgie, rougeur de la face ; ventre un peu ballonné, non douloureux à la pression ; pouls petit, peu fréquent.

Le 9, à midi, frissons, vomissemens ; au milieu d'une grande quantité de liquide se trouvaient quelques alimens non digérés. Douleur dans le côté droit ; cette douleur s'est fait sentir tout à coup dans la matinée ; il y a de la matité à la partie postérieure et inférieure droite du thorax. Le soir, à dix heures, respiration accélérée ; peau chaude ; pouls petit, fréquent ; douleur vive dans le flanc droit et à la partie postérieure du côté droit du thorax. Il y a eu de la somnolence dans la journée.

Le 10 : ce matin, somnolence; paupières pesantes; dents fuligineuses; langue recouverte d'un enduit jaunâtre; il y a eu une selle abondante et liquide; respiration accélérée; point de délire, mais affaiblissement marqué de la mémoire; il y a parfois des frissons et des douleurs passagères dans le côté. Cinq heures du soir : dans la journée, le malade a eu pleine connaissance dans les courts instans où on l'a tiré d'un assoupissement continu. Décubitus dorsal : ronflement; respiration brusque, suspirieuse par momens, et parfois convulsive. Bouche ouverte; demi-occlusion de l'œil du côté sain; réponses très-nettes; respiration accompagnée par instans d'un mouvement convulsif; peau chaude; pouls fréquent, petit et dur. Quand on parle au malade, il se réveille brusquement, répond avec facilité, peut remuer tous les membres avec une égale facilité, ne ressent aucune douleur à la pression du flanc droit, qui, ce matin encore, était tellement douloureux qu'il y avait un point de cette région où la pression provoquait un cri instantané. A dix heures du soir, douleur au flanc droit; sensation d'un mouvement douloureux à la base du côté droit; le malade a craché du sang à deux reprises; respiration puérile et courte, surtout à la partie antérieure et supérieure des deux côtés, et notamment à droite; à la base du même côté, point de bruit respiratoire; râle crépitant dans quelques points; dans quelques autres, espèce de murmure crépitant continu. (Large vésicatoire au côté droit.)

Le 11, douleur à l'hypochondre droit et dans le flanc droit; pupilles un peu dilatées; tendance à l'assoupissement.

Le 12, la nuit a été bonne : ce matin le malade se trouve mieux, demande des alimens, et parle avec facilité; la respiration est plus lente. Langue humide et molle. Un des bords de la plaie s'est cicatrisé; celle-ci conserve toujours une vive sensibilité. (Crême de riz, tisane 3 pots.) A onze heures du soir, assoupissement, demi-occlusion de l'œil droit; point de céphalalgie; contractilité des pupilles; expectoration laborieuse de crachats jaunâtres, rouillés; toux fréquente et pénible.

Le 13, à neuf heures du matin, frisson : ce matin on aperçoit au fond de la plaie les battemens du cerveau; point de paralysie en aucun point.

Le 14, dans la journée, somnolence, subdelirium, respiration lente, pouls presque imperceptible, peau chaude, sueur.

Le 15, efforts faibles et impuissans pour expectorer; un peu plus de difficulté à mouvoir le bras gauche que le droit; essoufflement; point de délire; pupilles dilatées; le malade s'est levé pendant la nuit. A cinq heures, rougeur de la face; sueur générale très-abondante; point de délire; toux avec gargouillement; langue très-rouge et sèche. L'agonie se prolongea jusqu'au lendemain 16 : il n'y eut point perte de connaissance; quelquefois le malade parlait seul, d'une manière incohérente, mais répondait avec assez de justesse aux questions qu'on lui adressait. — Il mourut à dix heures du matin, n'ayant eu aucun symptôme de paralysie.

L'autopsie fut faite à trois heures et demie le même jour. — A la partie inférieure gauche du front, plaie d'un pouce et demi de longueur. Le périoste contenait de la sérosité, et offrait de la rougeur dans une petite étendue en avant; il offrait les mêmes altérations dans une plus grande étendue, du côté de la région temporale; dans tous les endroits où il était épaissi, il se décollait très-facilement, et se déchirait de même. La partie antérieure du muscle temporal était en suppuration dans le point correspondant à la plaie.

L'os fut scié avec précaution dans toute sa partie frontale : quelques esquilles nécrosées étaient libres au fond de la plaie; le tissu spongieux, dans une étendue de quelques pouces, était infiltré d'un pus verdâtre. En détachant la calotte du crâne, il se forma à la surface de la dure-mère un grand nombre de gouttelettes sanguines. Au-dessous du lieu déprimé, la dure-mère offrait une couleur d'un bleu noirâtre; elle semblait recouverte en cet endroit d'une escharre consistante, dont les lambeaux faisaient relief à sa surface. A la surface interne de la dure-mère, et dans le lieu correspondant à l'altération qui vient d'être indiquée, il n'y avait aucune lésion; si ce n'est une simple coloration bleuâtre qui semblait due à la coloration extérieure de la dure-mère vue par transparence. A l'ouverture de la dure-mère, il s'écoula une petite quantité de sérosité citrine. Pie-mère légèrement injectée, n'offrant de tache dans aucun point. La substance cérébrale était très-ferme, fortement injectée; un peu de sérosité citrine s'écoula du canal rachidien; le même liquide occupait en quantité modérée les ventricules latéraux.

Thorax. Matité à droite; sonoréité à gauche. La cavité pleurétique droite était remplie d'un liquide jaune foncé; le poumon de ce côté était refoulé vers la partie interne; toute la cavité était tapissée par une couche jaune, molle, facile à détacher, se rompant par un léger effort, et présentant à sa surface interne des franges et des lambeaux faciles à rompre, et flottant au milieu de la sérosité. Au-dessous de cette couche épaisse, la plèvre était parfaitement lisse. A la partie inférieure de la cavité, le poumon adhérait au diaphragme par une bride étroite. Dans le lobe supérieur du poumon droit, il y avait deux petits foyers de matière purulente, jaune, homogène, autour desquels le tissu pulmonaire était d'un rouge livide, et d'un aspect analogue à celui qui est observé dans la pneumonie des agonisans. A la partie inférieure, se trouvaient plusieurs cavités distinctes contenant du pus bien formé; dans d'autres points, des masses d'une matière blanchâtre, concrète, et infiltrée dans le tissu. Le reste du poumon était crépitant, et le lobe moyen ne participait point aux altérations des deux autres. En détachant le lambeau sternal, la section de la peau fit apercevoir un foyer purulent placé extérieurement aux muscles intercostaux. Le poumon gauche, parfaitement crépitant dans toute son étendue, offrait seulement à sa partie supérieure un petit abcès contenant du pus homogène et épais, d'un blanc jaunâtre. Les parois de la petite cavité étaient tapissées d'une membrane résistante. Cœur très-volumineux; ventricule gauche hypertrophié, à chair consistante. L'oreillette droite était remplie d'un caillot très-ferme, mais noir; le ventricule droit contenait un caillot très-consistant, d'un jaune citrin.

Abdomen. Foie très-volumineux, surtout dans son lobe droit, qui est au moins trois fois aussi volumineux que le gauche; rien de particulier à sa surface externe. Son tissu était d'un rouge brun assez foncé, gorgé de sang. Dans une des coupes, on mit à découvert un noyau de substance formé de points bruns et de points verdâtres; dans une seconde coupe, on tomba sur un foyer purulent du volume d'une petite orange. Il s'en écoula du pus de couleur verte, d'une consistance médiocre et au milieu duquel nageaient des grumeaux d'une matière blanchâtre. Les parois de ce foyer, qui était assez régulièrement arrondi, étaient tapissées d'une membrane blanche assez ferme, qui, à sa partie inférieure, était immédiatement appliquée sur les membranes qui tapissent le sillon de la veine ombilicale; le bord tranchant du foie était, dans une étendue de deux lignes et demie, teint d'une couleur bleuâtre. Rate volumineuse, bleue à sa surface, gorgée de sang, et présentant dans divers points des taches d'un brun foncé. L'estomac était d'une teinte généralement rosée ; la muqueuse était plissée, assez ferme ; il y avait quelques plis rougeâtres vers la petite courbure. L'intestin grêle était injecté dans presque toute son étendue, mais à des degrés variés dans les divers points ; la rougeur devenait plus vive vers la fin de l'intestin grêle ; elle était surtout remarquable à l'extrémité libre des valvules. On trouva aussi dans le même point quelques plaques insuliformes, d'une couleur grisâtre et piquetée de points noirs. Dans les points les plus injectés, la muqueuse se détachait facilement ; dans le gros intestin, rien de remarquable. L'intestin grêle contenait une bile de couleur foncée au milieu de laquelle se trouvaient quelques lombrics. Les reins étaient rouges et fermes ; la vessie était revenue sur elle-même, et offrait à sa surface interne des boursoufflemens assez volumineux.

PLAIES DE POITRINE.

Obs. B. *Plaie pénétrante de la poitrine ; lésion du poumon droit ; plaie transversale de la veine azygos, déterminant une hémorrhagie mortelle.* — Le nommé Jean Petit, sergent-major au 28e régiment d'infanterie de ligne, âgé de vingt-six ans, fut apporté à l'Hotel-Dieu de Nantes vers trois heures de l'après-midi, le 18 février 1827. Dans un duel, par suite de rixe avec un sous-officier de son régiment, il avait été atteint d'un coup de sabre à la partie latérale droite de la poitrine, un peu au-dessous et en dehors du mamelon. — Me trouvant de garde ce jour-là, je fus appelé près du malade, que je trouvai dans un état presque exsangue; il avait perdu une abondante quantité de sang, tant sur le lieu même du combat que pendant son trajet à l'hôpital, car les militaires qui l'avaient accompagné me racontèrent que le sang n'avait cessé de couler et qu'on aurait pu suivre à sa trace le chemin qu'ils venaient de parcourir. La face était pâle; les lèvres décolorées; l'extrémité du nez froide; le malade avait eu quelques vomissemens, ce qu'on attribua à ce qu'il avait dîné peu de temps avant la blessure, mais ce qui dépendait peut-être de la pression de l'estomac par l'accumulation du sang dans la plèvre droite; ce phénomène était d'ailleurs peut-être l'effet de la perte considérable de sang éprouvée par le malade. La parole était brève; la connaissance était parfaite. Je m'informai si le malade avait toussé et craché du sang. On me dit qu'au moment même de la blessure, et avant les efforts de vomissemens, il y avait eu quelques crachats mêlés de sang et quelques efforts de toux; mais depuis l'instant où le malade fut apporté à l'Hôtel-Dieu jusqu'au moment de sa mort, je n'observai pas une seule fois ce symptôme. Il n'y avait ni toux ni suffocation imminente, mais la respiration était fréquente; le son tout à fait mat du côté malade, très-clair du côté opposé; en un mot, les signes se rapportaient beaucoup plus à une perte de sang abondante qu'à une plaie du poumon.

La plaie du thorax pouvait avoir dix-huit lignes de longueur, était parallèle à la direction de l'espace intercostal, dans lequel elle était située; il en sortait du sang, qui s'en écoulait en bavant, et dont la quantité augmentait dans l'expiration, ou bien quand on comprimait le côté droit de la poitrine. L'absence de toux et la couleur noire du sang me paraissaient difficiles à expliquer, dans la supposition d'une plaie du poumon; toutefois, comme l'hémorrhagie était en ce moment l'accident le plus important à combattre, j'appliquai sur la plaie un tampon de charpie, et je le maintins en place pendant près de vingt minutes; comme, au bout de ce temps, il était un peu imbibé, je le remplaçai par un autre, que je maintins avec les doigts pendant quelques minutes, et que je fixai ensuite à demeure au moyen de bandelettes agglutinatives et d'un bandage de corps.

Quelque temps après l'application de ce bandage, le pouls, qui était presque imperceptible au moment de l'entrée du malade, se releva un peu, mais retomba au bout de quelque temps. On lui fit prendre dans la soirée quelques cuillerées de bouillon. La nuit se passa sans de nouveaux accidens; mais le lendemain, dans la matinée, les signes d'hémorrhagie intérieure augmentèrent, et le malade expira à onze heures du matin.

Le lendemain, je fis l'autopsie en présence de M. *Maisonneuve*, alors élève à l'École de Nantes, et du docteur *Richelot*, qui avait vu le malade. A l'ouverture de la plèvre droite, je trouvai cette membrane remplie par une énorme quantité de sang; il y en avait plusieurs livres. Le sang était noir et en partie coagulé; le poumon était aplati, réfugié en quelque sorte vers la colonne vertébrale; néanmoins son tissu, qui contenait encore une assez grande quantité d'air, était exsangue, ainsi que celui du poumon opposé; les lèvres de la plaie ne présentaient l'ouverture d'aucun vaisseau. Je renversai les lèvres de la plaie pour m'assurer si aucun vaisseau n'était ouvert; elles ne présentaient aucune trace de lésion artérielle.

En examinant avec attention la surface du poumon pour reconnaître en quel point il avait été blessé et quelle avait été la source de l'hémorrhagie, je reconnus que les deux lobes inférieurs avaient été traversés de part en part par la lame du sabre, en sorte qu'il existait quatre plaies pulmonaires : une d'entrée et de sortie dans chacun des lobes inférieurs, ayant une direction linéaire transversale, et présentant (chose remarquable) une agglutination commençante, et qui résista quelque peu aux tractions, de telle sorte que je ne les rouvris que par un décollement manifeste.

L'adhésion déjà avancée de ces plaies du poumon, l'absence presque complète d'infiltration sanguine dans le trajet qu'avait parcouru l'instrument au sein du tissu pulmonaire, la couleur noire du sang pendant la vie comme après la mort, me paraissaient des circonstances peu en harmonie avec la supposition que le sang épanché provenait du poumon, et je me demandais si telle était en effet la seule source de l'hémorrhagie, lorsqu'en renversant le poumon en avant, pour le détacher, je découvris une plaie transversale occupant la veine azygos dans le lieu où elle est collée au rachis. Cette plaie était largement béante, et je m'expliquai parfaitement alors quelle avait été la source de l'hémorrhagie pendant la vie, et de l'épanchement sanguin trouvé après la mort; non-seulement la pointe du sabre avait divisé transversalement la veine azygos, mais elle avait encore sillonné assez profondément l'appareil ligamenteux antérieur; quelques lignes de plus, elle eût atteint l'aorte et pénétré dans la plèvre du côté gauche.

Les cavités du cœur ne renfermaient que peu de sang : tous les organes étaient remarquables par leur décoloration et leur état exsangue.

Réflexions. Cette curieuse observation soulève de nombreuses réflexions; je m'arrêterai aux suivantes :

D'abord, je ferai remarquer que la veine azygos présente quelque chose de spécial dans ses connexions avec la colonne vertébrale; elle y est en quelque sorte étalée, de telle façon que, même quand elle est vide, elle ne revient point sur elle-même transversalement, mais reste aplatie comme une espèce de ruban. Étant adhérente et comme tendue à sa paroi postérieure, cette veine offre quelque analogie avec les sinus veineux, dont les parois ne s'affaissent qu'incomplètement quand le sang qu'ils renferment s'est écoulé. Or, je regarde cette condition anatomique comme une des plus désastreuses qu'on puisse imaginer dans les cas de plaies de l'azygos; en effet, les deux lèvres de la plaie se rétractent un peu, et la paroi postérieure, continuant à être étalée sur le rachis, ne permet au corps de la veine aucun retrait sur lui-même. Il était impossible, à l'aspect des parties, de ne pas reconnaître que les plaies multiples du poumon n'avaient eu qu'une influence tout à fait secondaire sur la terminaison fatale de la maladie, et que la cause principale de mort était la plaie de l'azygos.

En second lieu, il est rare qu'un instrument tranchant pénètre à une profondeur aussi considérable; mais la manière dont eut lieu la blessure en rend parfaitement compte : ce fut au moment où Petit cherchait à atteindre son adversaire, en se précipitant sur lui, que ce dernier, tenant son arme dans une direction horizontale, reçut en quelque sorte la poitrine qui se présentait d'elle-même, et qui était mue par toute la puissance d'une forte impulsion.

Singulièrement frappé de voir que dans le court espace de vingt heures, qui s'étaient écoulées entre la blessure et la mort, il se fût développé un rudiment aussi avancé de cicatrisation des quatre plaies faites au poumon, je ne pus m'empêcher d'attribuer ce résultat, d'un côté à l'affaissement du tissu pulmonaire comprimé par l'épanchement sanguin, et d'une autre part au repos parfait dans lequel était resté cet organe, puisqu'il n'y avait pas eu de toux.

Si l'immobilité du poumon est une condition tellement avantageuse à la cicatrisation rapide des plaies de cet organe, on ne peut songer sans crainte à l'afflux que déterminent incessamment dans son tissu les continuelles fonctions qu'il exécute, et à l'afflux plus considérable encore, ainsi qu'aux secousses violentes que peut y déterminer la toux. Ce serait donc une condition éminemment salutaire dans les plaies du poumon, que de le soustraire aux causes d'excitation qui tiennent à la nature même de ses fonctions; en un mot, de le placer dans une inaction et une immobilité complètes. Me demandant alors par quel moyen inoffensif l'on pourrait arriver à ce résultat, j'imagine que l'insufflation de l'air dans la plaie pourrait, en déterminant l'affaissement du poumon dans les plaies de cet organe, remplir le but qu'on se proposerait.

Ce serait l'effet d'une grande témérité que de vouloir juger *à priori*, des questions de cette nature et de cette importance. Rien n'est plus éloigné de ma pensée. Je me hâte donc de dire que, faisant de cette importante question l'objet d'un travail spécial, j'ai voulu seulement pressentir l'opinion des chirurgiens à ce sujet, et prendre acte d'une opinion qui, ce me semble, peut porter quelques fruits.

PLAIES DU VENTRE.

Obs. C. *Plaie du scrotum et du bas-ventre par un*

morceau de bois tranchant. — Abcès dans l'épaisseur des parois abdominales. — Tétanos. — Mort au dixième jour. — Visonneau (Jean), âgé de douze ans, fut apporté à l'Hôtel-Dieu de Nantes le 28 juillet 1827. On nous rapporta que huit jours auparavant, étant monté sur un arbre pour cueillir des fruits, il tomba sur un morceau de latte taillé en forme de lame de sabre, aigu, large de deux doigts à peu près et fort mince. Cette espèce de lame tranchante entra par le scrotum et pénétra dans l'épaisseur des parois abdominales du côté gauche, dans une étendue de cinq pouces à peu près, marchant parallèlement à la direction des parois. Le corps vulnérant fut retiré de la plaie, immédiatement après l'accident, par les personnes qui accoururent aux cris de cet enfant. Les jours suivans, une médication antiphlogistique locale très-active fut employée. Mais embarrassés pour le diagnostic et pour le traitement d'une tumeur longitudinale et bosselée qui s'était formée sur le trajet du corps vulnérant, les médecins qui avaient été appelés déterminèrent la famille à faire transporter le jeune malade, de la campagne où il demeurait, à l'Hôtel-Dieu de Nantes. Il y arriva le 28 juillet, huitième jour de l'accident. La face était rouge, le pouls fréquent et dur : il y avait chaleur générale et sueur. Sur le trajet d'une tumeur longitudinale située à la partie inférieure gauche de l'abdomen, et qui commençait inférieurement au scrotum, s'élevaient trois bosselures distinctes offrant une fluctuation manifeste. Un cataplasme fut appliqué sur la tumeur, et le soir à cinq heures on fit, à sa partie la plus déclive, une incision d'un pouce et demi de longueur qui donna issue à un pus verdâtre, peu consistant, d'une odeur infecte et en quantité d'une demi-verrée. Cette incision fut pratiquée au-dessus de la plaie qu'avait faite le corps étranger ; plaie qui s'était cicatrisée de manière à être à peine reconnaissable. La sortie du pus fut accompagnée d'un soulagement immédiat, à la grande satisfaction du malade. Du reste, l'abdomen était souple dans toute son étendue, à l'exception de la partie malade, qui formait un relief bien tranché au-dessus du niveau des parois abdominales. (Injections émollientes dans la plaie ; cataplasme.)

La nuit fut calme ; il y eut un peu de sommeil.

Le lendemain, 29 juillet, plaie très-douloureuse. Dans la soirée, de vives douleurs se faisaient sentir à la plaie, et se propageaient à la région lombaire, principalement à gauche. Pendant la nuit, insomnie, agitation ; le malade cherche à se lever.

Le 30 juillet, resserrement des mâchoires ; mouvement spasmodique pendant la déglutition, qui est excessivement douloureuse, et durant laquelle le malade éprouve une anxiété inexprimable, parfois même comme des menaces de suffocation. Dans l'effort pour avaler, il retire fortement la tête en arrière. La face est rouge, couverte de sueur ; peau moite et chaude ; tronc spasmodiquement recourbé en arrière et à gauche. Toutes les fois qu'on veut toucher le malade, soit pour examiner le pouls, soit pour faire les pansemens, il éprouve un mouvement spasmodique général, remarquable surtout dans les muscles du tronc, qui le courbent chaque fois à la manière d'un arc. Vives douleurs dans la région des reins et du dos. Il n'y a point de selles. (Potion avec le sirop diacode, cataplasme arrosé de laudanum sur l'abdomen, bain tiède.) Après avoir passé une heure dans le bain, le malade ne pouvant y garder aucune situation fixe, on l'en retira, et il fut enveloppé d'une couverture de laine. — A onze heures, quelque temps après la sortie du bain : constriction permanente des sourcils, paupières plissées, ailes du nez dessinées avec force et dilatées, resserrement des mâchoires (sans l'introduction qu'on avait faite d'un morceau de bois entre les dents molaires, il y aurait eu impossibilité d'ouvrir assez la bouche pour introduire les liquides). Violens efforts pour effectuer la respiration, qui, au dire du malade, est extrêmement gênée. Par instans, les muscles de la poitrine sont pris d'un mouvement de contraction convulsive, et, dans le même moment, les muscles de la partie postérieure du tronc le recourbent fortement en arrière. Pouls fréquent, presque imperceptible. A midi, la déglutition paraît un peu moins gênée ; mais l'anxiété respiratoire continue, ainsi que les contractions convulsives. Vive rougeur de la face ; céphalalgie ; raideur du tronc et des membres abdominaux. Les membres thoraciques ne sont point encore envahis ; les carotides battent avec force. Une douleur très-vive est rapportée au testicule, à la portion du cordon accollée au trajet du corps vulnérant et aux reins. Tout l'abdomen est ballonné. (Laudanum sur la plaie de l'incision, sur le scrotum et sur le trajet du cordon.) Le malade dit éprouver, à la suite de l'instillation du laudanum dans la plaie, une cuisson assez vive, qui bientôt est suivie d'un soulagement marqué. A trois heures, un peu de salivation; soubresauts du diaphragme très-fréquens. Les mâchoires paraissent moins difficiles à écarter. Sueur continuelle. Mort à onze heures du soir.

Autopsie faite le 31 juillet. — *Crâne.* Pie-mère injectée; substance cérébrale laissant échapper à chaque section des gouttelettes sanguines assez fortes et très-rapprochées; même disposition dans la substance du cervelet. Les membranes de la moelle, examinées avec soin dans la totalité de leur trajet, n'offrirent rien de particulier; seulement au-dessous du feuillet arachnoïdien qui revêt la partie postérieure de la moelle, il y avait une injection très-vive, et la moelle, qui, dans le reste de son étendue, offrait la même consistance que dans l'état normal, était évidemment ramollie dans les points subjacens aux parties de la membrane qui étaient les plus injectées. A la partie inférieure du sac formé par l'arachnoïde rachidienne existait une espèce de gelée, à peine rougeâtre, diffluente et en quantité peu considérable.

Poumons: parfaitement blancs, légers, crépitans. — *Cœur*: rien d'extraordinaire. — *Estomac* pâle, contenant quelques lombrics au milieu d'une mucosité abondante. — *Intestins* rouges dans quelques points. — *Vessie* et *reins* : rien de particulier.

Toutes les paires lombaires qui pouvaient entretenir quelque communication avec le trajet de la plaie ont été disséquées et examinées avec un grand soin, depuis leur origine jusqu'à la plaie ; aucune altération ne s'y est fait apercevoir ; seulement les ganglions d'origine ont paru un peu plus volumineux que dans l'état naturel. L'abcès de la paroi abdominale était situé au-dessus et en dehors du cordon ; il était situé à la face postérieure du muscle transverse, séparé de la cavité péritonéale par la seule épaisseur du péritoine et du fascia transversalis, qui s'était épaissi par suite de l'inflammation. Il n'y avait aucune trace de péritonite.

PLAIES DES MEMBRES.

Obs. D. *Plaie par arme à feu, divisant dans toute sa hauteur le premier espace inter-osseux de la main gauche. — Hémorrhagies consécutives multipliées. — Ligature de la radiale. — Guérison.* — Rousseau (Michel), âgé de vingt-deux ans, charron, fut grièvement blessé par un canon de fusil qui lui éclata dans la main gauche, dans la soirée du lundi, 15 octobre 1827. Dans la journée du mardi 23, la plaie, qui marchait assez bien, donna une petite hémorrhagie. Le 24, l'hémorrhagie fut très-abondante, et se renouvela dans la journée du 25. Enfin le 26, jour où il fut apporté à l'Hôtel-Dieu, il en avait encore eu, une très-forte : presque toutes s'étaient accompagnées de syncope. Un tourniquet avait été appliqué sur le bras. Le soir, à huit heures, moment de l'entrée du malade, voici quel était son état : regard inquiet ; face pâle ; parole mal assurée ; vives inquiétudes sur le retour de l'hémorrhagie. Un second tourniquet avait été appliqué à l'avant-bras ; la main était énormément tuméfiée ; le pouce écarté de l'axe de la main et formant presque un angle droit avec elle. Une grande quantité de charpie, des compresses et des bandes avaient été appliquées sur la plaie ; la charpie fut enlevée avec précaution jusqu'au lieu dans lequel le sang l'avait imbibée ; de la poudre de ratanhia, de l'agaric et quelques bourdonnets de charpie furent appliqués et maintenus par une bande médiocrement serrée. Le tourniquet fut relâché, et l'avant-bras placé de manière à ce que la main gardât une position élevée.

Le lendemain 27, à une heure de l'après-midi, retour de l'hémorrhagie sans aucune cause apparente ; la plaie fut alors mise à découvert : elle occupait toute la hauteur du premier espace inter-osseux, et c'était de sa partie la plus profonde que provenait l'hémorrhagie ; le sang paraissait sortir de deux points à la fois. Après quelques tentatives pour appliquer des ligatures sur des tissus qui se déchiraient entre les doigts, on cautérisa avec l'acide hydrochlorique. Le sang s'écoulant encore, on exerça une forte compression ; l'appareil s'imbiba d'une sérosité sanguinolente pâle. A sept heures du soir, vives douleurs à la main ; langue chargée ; abdomen sensible à la pression ; peau fraîche ; pouls petit, à peine sensible.

Le 29, récidive de l'hémorrhagie à sept heures et demie du matin. La plaie est tamponnée une seconde fois. Anxiété très-vive ; pendant l'hémorrhagie, pouls fréquent et dur. A six heures du soir : le malade n'a cessé de se plaindre toute la journée des vives douleurs que lui cause la compression ; il demande avec instance qu'on relâche l'appareil, et accuse une chaleur brûlante à la main ; le pouls est peu fréquent. Le même état dura toute la soirée. A dix heures, agitation extrême ; paroles incohérentes ; à minuit, nouvelle hémorrhagie. On vint me prévenir, et je trouvai le malade dans un état d'exaltation difficile à décrire : lui qui s'était montré jusque-là pusillanime et craignant la mort, demandait instamment qu'on laissât couler le sang, et qu'on le débarrassât, quoi qu'il en pût arriver, des douleurs atroces que lui causait la compression.

Bien convaincu, par tant d'épreuves déjà impuissantes, de l'inefficacité de la compression pour arrêter une pareille hémorrhagie, redoutant d'ailleurs les dangers qu'un état aussi intolérable faisait courir au malade, je résolus de recourir à la ligature de la radiale ; et, au cas où cette ligature ne serait pas suffisante, d'en appliquer une autre sur la cubitale. Dans cette intention, je fis appeler MM. *Cox* et *Marcé*, alors mes collègues d'internat, pour m'éclairer de leurs conseils, et pour réclamer leur assistance pendant l'opération. Je commençai, avant d'inciser la peau, par m'assurer si la compression de la radiale avait quelque influence sur l'hémorrhagie. En conséquence, ayant débarrassé la plaie de tout ce qui l'obstruait, et voyant que chaque fois que la radiale était comprimée l'hémorrhagie s'arrêtait, je fus confirmé dans l'idée de lier cette artère. Je priai M. *Cox* de comprimer l'artère brachiale, et, ayant fait une incision de deux pouces sur le trajet de la radiale à sa partie inférieure, j'appliquai une ligature composée d'un seul fil, et je rapprochai les lèvres de la plaie avec des bandelettes agglutinatives. Je rapprochai ensuite le pouce du reste de la main dont il était considérablement écarté, et j'appliquai sur la main un cataplasme émollient.

Le 30, l'état du malade est satisfaisant.

Le 31, presque plus de douleur à la main; dégorgement très-marqué du pouce; suppuration peu abondante. (Pansement simple.)

Le 1er novembre : sommeil paisible cette nuit; peau à peine chaude; pouls très-lent.

Les jours suivans, l'amélioration marcha avec une extrême rapidité. Le 7 novembre, neuvième jour de l'opération, la ligature se détacha spontanément. Le 15, la plaie de l'opération était parfaitement cicatrisée; et le 3 décembre, la plaie de la main était complètement fermée; le pouce, que j'avais constamment rapproché de la main, à partir du moment de l'opération, était réuni, et le premier intervalle métacarpien, ouvert d'abord dans toute sa hauteur, s'était complètement reformé.

PROPOSITIONS.

I.

Sur une multitude de tumeurs blanches que j'ai eu occasion de voir, soit dans les hôpitaux, soit à la Société anatomique, je n'en ai pas trouvé une seule où on put établir rationnellement que la maladie avait débuté par les cartilages d'encroûtement.

II.

Dans 18 cas sur 20 de tumeur blanche coxo-fémorale, la maladie débute par la tête du fémur.

III.

Les circonvolutions du cerveau sont cannelées dans une direction perpendiculaire à celle de leur bord libre; les circonvolutions cérébelleuses sont cannelées parallèlement.

IV.

Le bord saillant que présente en arrière la surface iléo-pectinée est quelquefois assez tranchant pour devenir chez quelques femmes une cause de rupture de l'utérus pendant la gestation. D'après un relevé de plus de cent observations de rupture que M. *Dezeimeris* et moi avons rapprochées, nous avons reconnu que telle avait été dans plusieurs cas la cause évidente de la déchirure utérine.

V.

Si, après l'examen anatomique des vaisseaux qu'on peut atteindre dans le débridement de la hernie crurale, on obéit à la seule crainte de l'hémorrhagie, on sera éloigné du débridement en haut et en dehors. C'est pourtant en ce sens que *Dupuytren* et sir *A. Cooper* ont toujours pratiqué le débridement. Pense-t-on que ces deux grands chirurgiens aient été conduits à préférer ce mode de débridement sans des motifs graves? Non, ils ont senti que se laisser exclusivement guider, dans ce cas, par la présence des vaisseaux qu'on peut atteindre, était l'effet d'une préoccupation plus anatomique que suggérée par l'observation; ils ont compris que dans la hernie crurale un des grands dangers de l'opération est la déchirure de l'intestin, qui est souvent altéré au niveau du ligament de *Gimbernat*, et que les tractions nécessaires pour dégager l'intestin dans ce point exposaient à en opérer la rupture, ou même à l'atteindre avec l'instrument tranchant; car, à la profondeur à laquelle il faut agir quand on veut débrider en ce point, la manœuvre opératoire devient obscure et difficile.

VI

Dans un Mémoire que j'ai lu à la Société anatomique en 1830, j'ai consigné plusieurs propositions sur le mode de distribution des nerfs aux muscles du membre thoracique ; j'ai avancé ces propositions sous forme de lois générales : j'en reproduis ici quelques-unes; mais, n'ayant pas vérifié la constance de ces lois dans tout l'ensemble du système musculaire, je ne les donne que comme se rapportant au membre thoracique.

A. Tout muscle fasciculé à faisceaux multiples reçoit pour chaque faisceau des filets nerveux isolés, tantôt provenant d'une même source, tantôt provenant de sources différentes.

B. Quand un muscle se compose de plusieurs faisceaux remontant à une hauteur inégale, chacun reçoit des filets qui se détachent du tronc principal dans l'ordre d'élévation des faisceauxauxquels ils appartiennent.

C. Tout muscle qui doit donner naissance à plusieurs tendons, en supposant même que son corps charnu soit unique, reçoit plusieurs filets, et assez généralement un nombre égal à celui des tendons qu'il doit fournir.

D. Il n'y a pas un seul muscle fasciculé qui reçoive ses filets nerveux au-dessous du milieu de sa longueur ; le plus grand nombre de ces muscles reçoivent leurs filets dans leur quart supérieur.

E. Presque tous les muscles reçoivent leurs filets nerveux par celle de leurs surfaces qui est la plus rapprochée de l'axe du membre dont ils font partie : avantage précieux sous le rapport de la protection qui en résulte, pour les filets nerveux, contre les violences extérieures.

F. Presque tous les filets destinés aux muscles fasciculés y pénètrent en formant avec eux un angle très-aigu.

G. Tous les nerfs qui se distribuent aux muscles ont deux manières d'arriver au terme de leur épuisement définitif : ou bien leur trajet a lieu dans les interstices musculaires, ou bien ils traversent le corps charnu de quelques-uns des muscles placés sur leur passage.

H. Tout nerf qui perfore un muscle lui donne des filets.

VII.

Il existe à la partie antérieure de la sixième apophyse transverse cervicale une éminence à laquelle j'ai donné le nom de *tubercule carotidien*, et qui, à raison de ses rapports immédiats avec l'artère carotide, peut fournir des indications précises pour la ligature de cette artère. (*Voy.* Soc. anat., 1er bulletin, nouvelle série.)

FIN.

IMPRIMERIE DE DIDOT LE JEUNE,
RUE DES MAÇONS-SORBONNE, N°. 13. (1835.)

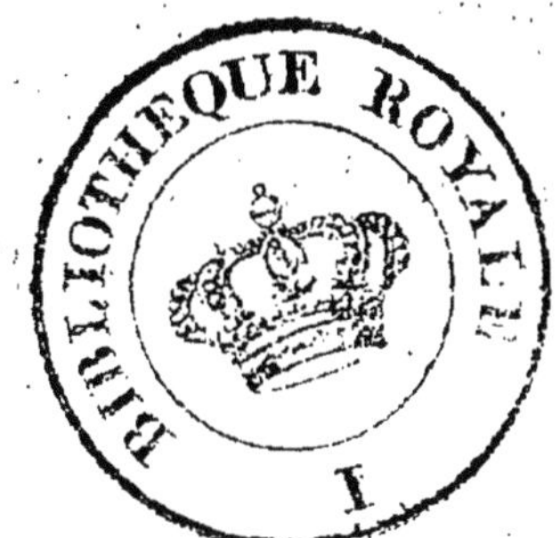

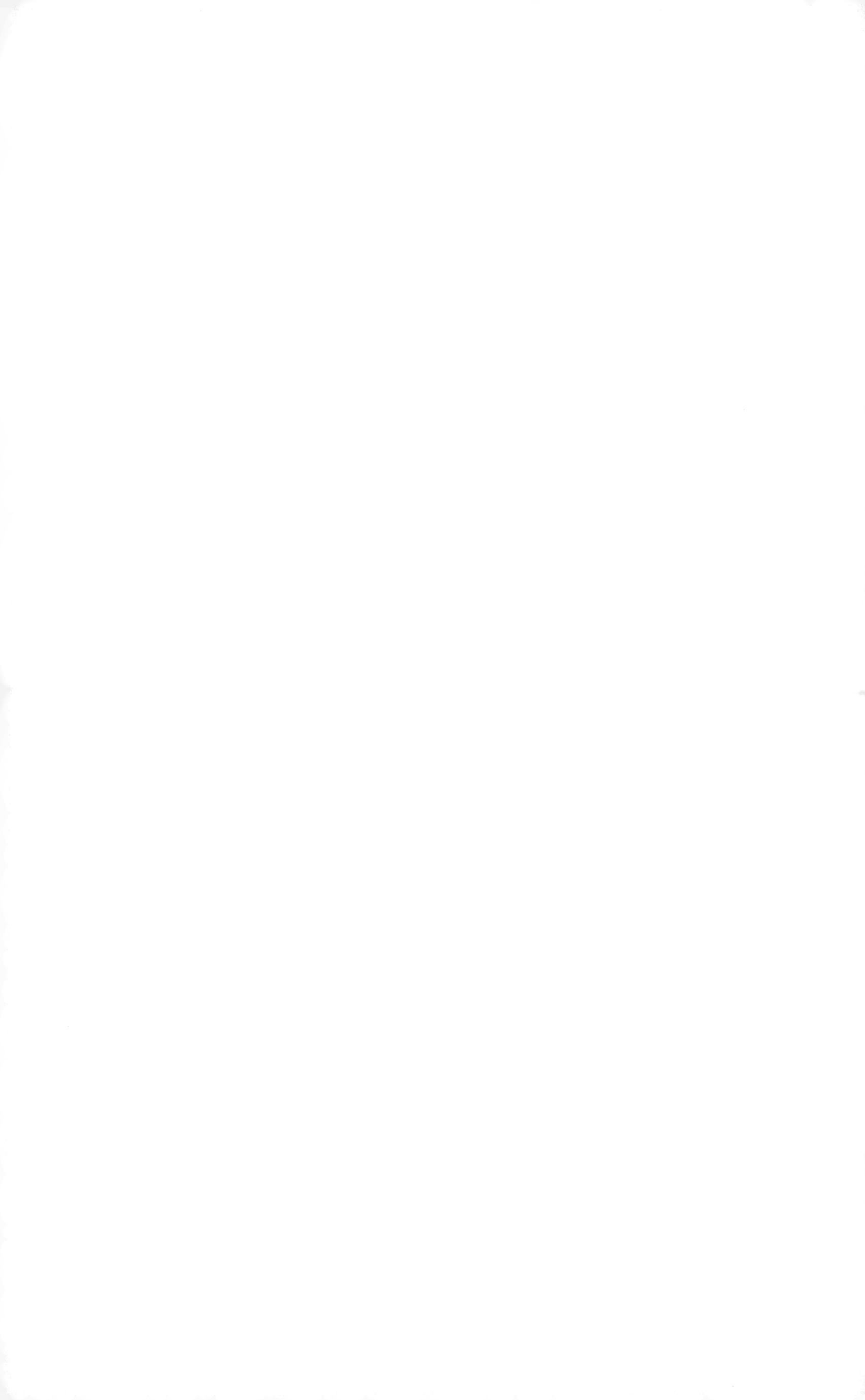

www.ingramcontent.com/pod-product-compliance
Ingram Content Group UK Ltd.
Pitfield, Milton Keynes, MK11 3LW, UK
UKHW012049240726
13965UKWH00003B/1154

9 782013 461719